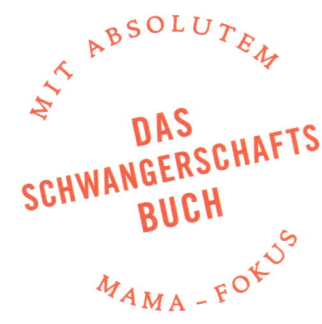

MIT ABSOLUTEM

DAS
SCHWANGERSCHAFTS
BUCH

MAMA – FOKUS

W0047060

MEIN PERSÖNLICHER

# MUTTER PASS

## MALIN ELMLID

**mosaik**

Alle Ratschläge in diesem Buch wurden
von der Autorin und vom Verlag sorgfältig
erwogen und geprüft. Eine Garantie kann
dennoch nicht übernommen werden. Eine
Haftung der Autorin beziehungsweise
des Verlags und seiner Beauftragten für
Personen-, Sach- und Vermögensschäden
ist daher ausgeschlossen. Bei allen
medizinischen Fragen halten Sie bitte
unbedingt Rücksprache mit Ihrer
Frauenärztin bzw. Ihrem Frauenarzt.

Wir haben uns bemüht, alle Rechteinhaber
ausfindig zu machen, verlagsüblich zu
nennen und zu honorieren. Sollte uns
dies im Einzelfall aufgrund der schlechten
Quellenlage bedauerlicherweise einmal
nicht möglich gewesen sein, werden wir
begründete Ansprüche selbstverständlich
erfüllen.

Sollte diese Publikation Links auf Webseiten
Dritter enthalten, so übernehmen wir für
deren Inhalte keine Haftung, da wir uns
diese nicht zu eigen machen, sondern
lediglich auf deren Stand zum Zeitpunkt der
Erstveröffentlichung verweisen.

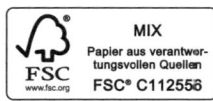

MIX
Papier aus verantwor-
tungsvollen Quellen
FSC® C112556
FSC www.fsc.org

Verlagsgruppe Random House
FSC® N001967

1. Auflage
Originalausgabe März 2018
Copyright © 2018 Wilhelm Goldmann Verlag,
München, in der Verlagsgruppe
Random House GmbH,
Neumarkter Str. 28, 81673 München
Layout und Satz: Magdalena Czarnecki
Fotos: S. 10, 30, 62, 84, 94, 154 – Malin Elmlid;
S. 46 – Hanna Skoog; S. 76 – Daniela Müller
Brunke; S. 110, 128 – Alexander Matt
Umschlag: zeichenpool, München, nach
einem Entwurf von Magdalena Czarnecki
Druck und Bindung: DZS Grafik, Ljubljana
Printed in Slovenia
KW · Herstellung: CB

ISBN 978-3-442-39330-5
www.mosaik-verlag.de

Für Alexander und Lode

# Inhaltsverzeichnis

# Vorwort

Dieses Buch ist kein Ersatz für eine gute Beziehung mit deiner Hebamme, deinem Partner oder deiner besten Freundin. Es hat auch nicht den Anspruch, ein medizinischer oder rechtlicher Schwangerschaftsratgeber zu sein.

Eigentlich geht es hier kaum um dein Baby oder was in deinem Bauch passiert. *Stattdessen geht es um dich.* Es geht darum, dich selbst gut zu behandeln und deine Schwangerschaft schön zu gestalten. Es geht darum, Eltern zu werden, ohne sich selbst dabei zu verlieren. Es geht um Beziehungen und Zukunft. Es geht darum, deinem Bauchgefühl zu vertrauen und an dich selbst zu glauben. Das klingt aber leichter gesagt als getan, wenn man vor einer Aufgabe steht, die man zum ersten Mal bewältigen soll.

Für mich wurde meine Schwangerschaft zu einer Möglichkeit, um zu mir selbst zurückzukehren. Um mir zu überlegen, was *ich* eigentlich will. Dieser Gedanke hat mich gestärkt und hat später — nach der Geburt — vieles einfacher gemacht.

Leute werden immer Meinungen haben. Und wenn dein Fell nicht so dick wie das eines Eisbärs ist, werden sie dich wahrscheinlich manchmal richtig nerven. Und das hört mit der Geburt leider nicht auf.

Mir hat es immer geholfen, von anderen Erfahrungen zu hören. Zumindest, wenn sie ohne den erhobenen Zeigefinger geteilt wurden. Denn am Ende gibt es kaum Richtig oder Falsch. Es gibt genauso viele Wege, wie es Mütter und Väter gibt. Diese Vielfalt von Geschichten und Erfahrungen zeigt, wie wichtig es ist, sich selbst treu zu bleiben. Am Ende bist nur du es, die entscheidet, was sich gut anfühlt, was dich glücklich macht und was für eine Mama du werden möchtest. Dazu möchte ich mit diesem Buch ermutigen.

Malin Elmlid

Und ganz wichtig: Falls du nur *ein* Kapitel in diesem Buch komplett durchlesen möchtest, dann bitte das vorletzte. Aber vor allem, lass deinen Partner und vielleicht sogar deine beste Freundin oder deine Mutter oder denjenigen, der dir am nächsten steht, das vorletzte Kapitel lesen.

Warum? Bis zur Geburt kannst du alles für dich und dein Baby tun. Aber nach der Geburt passiert es allzu leicht, sich selbst zu vergessen. Also pass auf dich auf! Und lass andere auf dich aufpassen. Von allen Kapiteln in diesem Buch ist dieses Kapitel am wichtigsten. Weil es um dich geht.

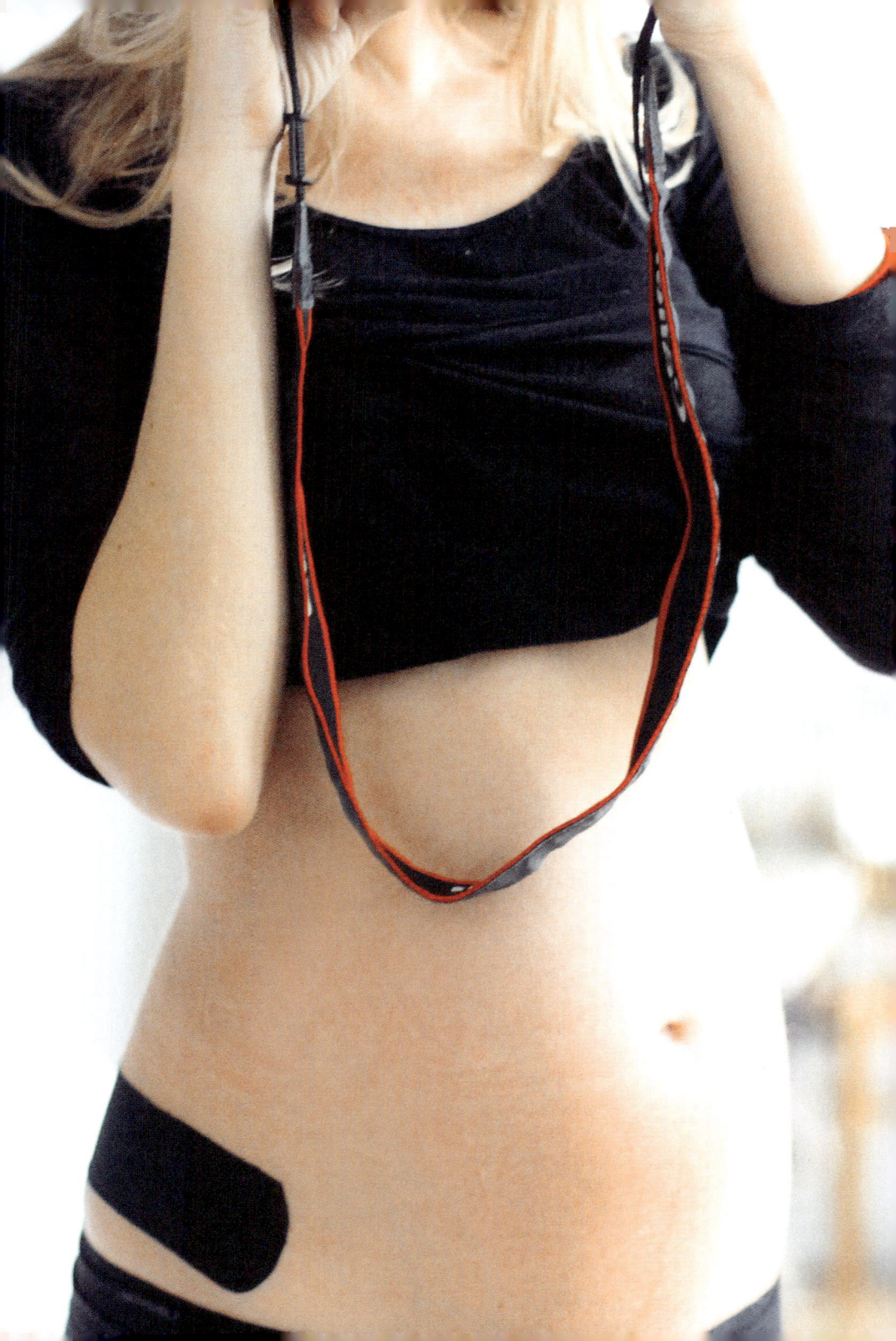

# 01

## Zwölf Wochen auf
## Zehenspitzen

Reden.
Oder nicht reden?
Wenn etwas Privates
öffentlich wird —
und wie verhalte ich
mich dazu?
Privatsphäre.
Gibt es sie noch?

Es war kurz vor neun Uhr morgens Mitte September, und die tief stehende warme Herbstsonne schien mir ins Gesicht. Ich liebe lange Spaziergänge, wenn ich auf Reisen bin, vorzugsweise am frühen Morgen. Schnell soll es dann gehen. Gerne mit einem Kaffee dabei. An diesem Morgen hatte ich aber keine Lust auf Kaffee, ausnahmsweise. Ich war sicher schon seit eineinhalb Stunden in meinen Sneakers unterwegs und war aufgeregt. Und gleichzeitig voll entspannt. Aber trotzdem Schmetterlinge im Bauch. Auch wenn sie ganz, ganz leise waren. Ich rief ihn an.

Und erzählte ihm, dass ich glaubte, schwanger zu sein. Total unromantisch eigentlich. Aber er war ja in Nürnberg. Und ich in Schweden. Und bis zum Wochenende konnte ich natürlich nicht warten. Ich erinnere mich überhaupt nicht, was er geantwortet hat. Nur dass seine Stimme gestrahlt hat. Und dass mir die Sonne dabei warm ins Gesicht schien.

# Vorbilder

Wenn man mich vor zehn Jahren gefragt hat, ob ich Kinder haben möchte, habe ich ganz klar mit NEIN geantwortet. Ich habe damals immer gesagt, dass ich keine „gute Mutter" wäre. Ich habe gesagt, dass ich zu egoistisch wäre. Dass ich mein Leben genieße, so wie es ist.

Hat man mich vor fünf Jahren gefragt, dann habe ich geantwortet: „Vielleicht, aber wahrscheinlich nicht." Um die dreißig hat dann meine Vorstellung davon, was „eine gute Mutter" eigentlich ist, angefangen Form anzunehmen. Meine eigene Mama ist mir viel mehr zum Vorbild geworden.

Ich begann zu denken, dass ich vielleicht *doch* eine gute Mutter wäre – einfach *weil* ich etwas egoistisch bin. Ich kam zu der Erkenntnis, dass es aus meiner Sicht eigentlich kein *Egoismus* ist, wenn man darauf achtet, sich nicht zu verlieren. Es ist nur gesund – egal ob man Mama ist oder nicht. Wenn du dich selbst nicht respektierst, wie sollen es deine Freunde, dein Partner und dein Kind tun können?

Alle Mütter, die mich beeindrucken – und die für mich tolle Vorbilder sind –, sind *sich selbst* treu geblieben. Keine ist perfekt. Manche sind Karrierefrauen, manche haben ihren Beruf hingeschmissen und kümmern sich hauptberuflich um die Familie. Andere sind irgendwo dazwischen. Darauf kommt es nicht an. In einer Welt, in der viele vesuchen perfekt zu sein, ist es einfach inspirierend, wenn eine Frau sich selbst liebt und respektiert. Und sie darauf achtet, dass ihre Identität nicht allein auf ihrem Kind aufbaut.

Bei sich zu bleiben, seinen eigenen Vorstellungen zu folgen und sich manchmal gegen die Norm zu verhalten ist nicht immer einfach, aber es ist immer richtig. Ich wusste, dass mir nie Liebe und Respekt für mein Kind fehlen würden. Und auch nicht für mich selbst. Also wäre ich doch keine so schlechte Mutter.

Und dann kam der Tag, an dem ich feststellte, dass ich schwanger war. Und all diese Gedanken und Zweifel an meinen eigenen Fähigkeiten waren wie weggeblasen.

Es ist lustig. Irgendwie glaube ich, dass ich so häufig und lange über meine Mutterqualifikationen nachgedacht habe, dass ich, als ich dann wirklich schwanger wurde, mit dem Thema schon durch war.

Unkompliziert waren meine Gefühle trotzdem nicht. Anscheinend gehört es dazu, dass Schwangerschaften mit gewissen Unsicherheiten und Selbstzweifel einhergehen. Statt Angst zu haben, ob ich die Verantwortung für ein neues Leben werde tragen können, habe ich mir Gedanken über meine Beziehung gemacht. Mir wurde klar, wie wichtig es ist, dass mein Partner und ich uns nicht verlieren. So sehe ich es immer noch. Viele Gespräche mit anderen Eltern für dieses Buch zeigen, dass es fast mehr Arbeit ist, eine gute Liebesbeziehung aufrechtzuerhalten mit Kind – vor allem wenn es sich um mehrere handelt –, als die Kinder zu erziehen. Also noch ein Grund, sich selbst nicht aus den Augen zu verlieren! Deswegen geht es in diesem Schwangerschaftsbuch, meinem persönlichen Mutterpass, viel mehr um euch Mamas und Papas als um das Baby.

Dieses Buch basiert auf zahlreichen Interviews und Fragebögen mit mehr als hundert Eltern vor allem aus Deutschland, aber auch aus Österreich, der Schweiz und den nordischen Ländern. Es geht in meinem Mutterpass nicht darum, *wie* man etwas richtig macht – das weiß im Grunde jeder für sich selbst am besten. Mein Ziel ist vielmehr zu inspirieren, Anregungen zu geben und unterschiedliche Auffassungen und Erfahrungen vorzustellen, damit wir andere besser verstehen können. Ich finde es sehr spannend, von anderen Herangehensweisen zu lernen, selbst dann, wenn ich es anders machen würde.

Außerdem möchte ich zeigen, was uns im Elternwerden verbindet, dass es völlig okay ist, nicht immer alles super zu finden. Und dass es genauso okay ist zuzugeben, dass Mutterschaft überhaupt nicht einfach ist. Es ist eine ganz normale Sorge, ein schlechtes Gewissen und Herausforderungen zu erleben. Am Ende des Tages geht es beim Elternwerden immer darum, das Beste zu geben und gleichzeitig darauf zu achten, dass es allen in der Familie gut geht. Schließlich möchte dieses Buch dich darin unterstützen oder bestärken, dass du selbst am besten weißt, wie ihr das erreichen könnt. Und damit sitzen wir alle – trotz unterschiedlicher Erfahrungen und Wünsche – im gleichen Boot. <u>Das Wichtigste ist, dass wir einander bei dieser Reise unterstützen.</u>

Ich selbst lebe in einer Beziehung mit dem Vater meines Sohnes. Durch meine Interviews für das Buch kommt aber eine ganz bunte Mischung von Eltern zu Wort: Manche sind verheiratet, viele sind es nicht, und et.iche sind allein oder getrennt erziehend. Manche leben in einer gleich-geschlechtlichten Beziehung, und andere haben sich bewusst entschie-den, auf eigene Faust Mama zu werden. All diese Stimmen finden sich als O-Töne in jedem Kapitel als „Erfahrungen anderer Mamas/Papas". Als Schwedin fällt es mir schwer, zwischen weiblicher oder männlicher Anspra-che explizit zu unterscheiden. Ich habe deswegen im Buch die geschlechts-neutrale Form des Begriffs „Partner" verwendet, aber damit sind natürlich auch Partnerinnen gemeint!

## Wann reden wir drüber?

Ich brauchte deutlich mehr als zwölf Wochen, bevor ich dazu bereit war, über meine Schwangerschaft zu reden. Das hatte ich wirklich nicht von mir erwartet! Aber als der Tag dann kam und es klar war, dass wir Eltern werden würden, musste ich mich erst mal mit dieser Situation anfreunden.

Es war nicht so, dass ich nicht Mama werden wollte – ganz im Gegenteil! Wir hatten viel darüber gesprochen und wollten es beide. Aber ich muss zugeben, dass dann doch alles schneller ging, als ich gedacht hatte. In meinem Freundeskreis hatten viele Paare mehrere Jahre versucht, Eltern zu werden. Manche auch über den Weg der künstlichen Befruch-tung. Deshalb war ich schon auf einen langjährigen Kampf eingestellt.

Als es dann nur vier Wochen dauerte, bis ich schwanger wurde, fühlte ich mich überrumpelt. Ich hatte meine erste Buchpremieren-Party in Stockholm, und vor mir lagen vier Monate Lesereise und Partys in Europa und den USA. Ich war gerade an einem Punkt in meinem Leben angekommen, auf den ich mich schon zwei Jahre lang gefreut hatte. Und ich hatte ehrlich gesagt keine Lust, so plötzlich meinen Fokus zu verän-dern, auf etwas Neues in der Zukunft.

Ich wartete ungefähr zehn Tage, bis ich überhaupt einen Test machte, aber ich wusste schon, dass er positiv ausfallen würde. Irgendwie war es mir klar. Ich habe mich zurückerinnert an das Wochenende, an dem es mir in Lissabon so wahnsinnig schlecht ging. Als ich dachte, ich hätte eine Lebensmittelvergiftung. Konnte es sein, dass ich kurz davor schwanger geworden war? Laut der ersten Ultraschallberechnung war es genau so.

Anschließend habe ich nur wenig über meine Schwangerschaft geredet, bis man meinen Bauch kaum noch übersehen konnte. Das war erst im sechsten Monat, da mein Bauch relativ klein war. In den sozialen Medien habe ich erst im siebten Monat etwas gepostet. Zurückblickend weiß ich, dass ich unsere Schwangerschaft privat gehalten habe, um mich selbst zu schützen. Ich war einfach selbst noch nicht bereit, mit Meinun-gen und Ideen konfrontiert zu werden. Das waren die Hauptgründe und nicht das klassische Risiko einer Fehlgeburt.

# IN DER 12. WOCHE ODER WANN LASSE ICH DIE BOMBE PLATZEN?

### VORTEILE DES FRÜHEN ERZÄHLENS

× Du musst diese großartige Neuigkeit nicht allein mit dir rumtragen!

× Du musst nicht lügen.

× Wenn es dir schlecht geht, verstehen es alle.

× Du musst nicht zu allem, was du wissen möchtest, deinen Freund Google fragen.

× Du bist plötzlich Mitglied in der Geheimgesellschaft der Mütter, in der alle Mamas – egal aus welcher Generation – Mitglied sind. Es ist eine sehr besondere und hilfsbereite Gruppe. Wenn du früh in der Schwangerschaft Fragen hast, wird dir hier auf jeden Fall jemand helfen!

× Falls etwas schiefgeht und du darüber sprechen möchtest, musst du nicht von vorne anfangen.

### VORTEILE DES WARTENS BIS ZUR 12. WOCHE

× Du gewinnst etwas mehr Zeit, um selbst oder mit deinem Partner in die neue Situation einzutauchen und mit ihr „eins zu werden". Wahrscheinlich warst du schon beim Frauenarzt, und vielleicht hast du dein neues Teammitglied schon auf dem Ultraschallbildschirm begrüßt. Viele Eltern, nicht nur Väter, brauchen manchmal Zeit, um sich an die neue Situation zu gewöhnen.

× Das Risiko einer Fehlgeburt ist deutlich geringer nach der 12. Woche.

× Mütter, Schwiegermütter, Omas, Bekannte – es gibt viele, die wahrscheinlich Meinungen und „gute Ratschläge" zu deiner Schwangerschaft haben werden. Wenn du nichts sagst, wirst du zumindest nicht dauernd ermahnt in den ersten Wochen.

# —— „Oh! Du bekommst doch bestimmt <u>Zwillinge</u>! (Nein, bekomme ich nicht.)" B.

—— „Kommentare zu meinem Körper finde ich generell schwierig. Als mir gesagt wurde, ich sähe so toll aus, nachdem ich meine Schwangerschaftskilos abgenommen hatte, hieß das für mich, dass es ‚Richtig und Falsch' gibt. Wäre ein veränderter Körper also nicht richtig? Komplimente oder nicht — ich möchte einfach weniger Kommentare über meinen Körper hören müssen." B.

—— „Eine meiner besten Freundinnen hat mir nicht erzählt, dass sie schwanger ist, bis sie im fünften Monat war. Irgendwie war es für sie kein großes Thema. Ich muss zugeben, dass es mich schon verletzt hat. Ich fühlte mich unwichtig. Zurückblickend habe ich genau das Gleiche wie sie gemacht, als ich dann Jahre später selber schwanger wurde. Ich habe halt wenig an meine Schwangerschaft gedacht und es oft vergessen zu erzählen. Nicht jede Frau geht total ab darauf, schwanger zu sein. Und das bedeutet natürlich nicht, dass sie eine weniger engagierte Mama sein wird." H.

—— „Mehrere Freundinnen hatten mir von ihren persönlichen Erfahrungen erzählt und mich davor gewarnt, dass Leute ihren Babybauch plötzlich ungefragt angefasst hatten. Für mich war das eine echte Horrorvorstellung.

Irgendwie ist mir das in meiner Schwangerschaft aber kaum passiert. Ich habe mich gefragt, warum das so war. Vielleicht hatte es damit zu tun, dass ich nicht viel über meine Schwangerschaft geredet habe. Manche reden einfach gerne darüber und stellen viele Fragen, wenn sie andere Mütter treffen. Fragen habe ich viele gestellt, und vielleicht haben sich Leute deshalb einfach nicht veranlasst gefühlt, meinen Bauch anzufassen." M.

# LESELISTE

Ich habe selbst wenige Bücher zum Thema Schwangerschaft und Elternwerden komplett durchgelesen. Am Anfang der Schwangerschaft, als ich kaum mit jemandem darüber reden konnte, habe ich aber gerne darüber gelesen. Hilfreich fand ich folgende Auswahl:

## BABYPEDIA
### Anne Nina Simoens
### Anja Pallasch

(Goldmann Verlag)

Für uns war es ein Dschungel von Regelungen und Anträgen, die ich am liebsten komplett outgesourct hätte. Dieses auf Deutschland zugeschnittene Infobuch mit allem, was man rund um die Schwangerschaft wissen muss, hat uns immer wieder Klarheit gebracht.

## EIN KIND ENTSTEHT
### Lennart Nilsson

(Mosaik Verlag)

Der absolute Klassiker. Ein Buch mit vielen Bildern und wenig Text für alle, die die Entwicklung des Babys begleiten möchten, aber lieber nicht über alle möglichen (und ungewöhnlichen) Krankheiten und Risiken lesen wollen. Meine Mama hat mir dieses Buch geschenkt, als ich vier Jahre alt war und gespannt auf meinen kleinen Bruder wartete.

## EXPECTING BETTER
### Emily Oster

AUF ENGLISCH

(Penguin Books)

Emily ist Wirtschaftswissenschaftlerin und hat recherchiert, was tatsächlich hinter Arztempfehlungen wie „Kein Sushi essen" steckt. Perfekt für Eltern, die alles verstehen möchten, gerne Beweise suchen und nicht nur losen Empfehlungen glauben wollen.

## VÖLLIG FERTIG & IRRE GLÜCKLICH
### Okka Rohd

(Rowohlt Verlag)

Ein wahnsinnig schönes und warmherziges Buch über das Schwangersein und darüber, Mama zu werden. Mein Sohn war zwar schon da, als ich das Buch mit Tränen in den Augen las, aber ich stellte mir vor, dass es vermutlich noch besser ist, wenn man gerade schwanger ist.

—— „Wir hatten fast vier Jahre versucht Kinder zu bekommen. Als wir uns dafür entschieden, keine künstliche Befruchtung durchzuziehen, *und ich mich damit abgefunden hatte, keine Mutter zu werden,* bin ich doch schwanger geworden." s.

—— „Eine Zeit lang ging ich jede Woche zum Schwangerschaftsgymnastikkurs, schließlich will man ja fit bleiben. Und anfangs fand ich es schön, sich so rege mit anderen auszutauschen — ganz anders als in meinem Schwangerschaftsyogakurs. Dort sitzen nämlich alle mucksmäuschenstill auf ihren Matten und reden kein Wort miteinander. Nicht so bei der Gymnastik: ,In welcher Woche bist du? Wo wirst du entbinden? Welche Hebamme hast du? Kannst du einen guten Kinderarzt empfehlen?' Alles netter SchwangerenSmalltalk. Doch die Stimmung kippte irgendwann. Plötzlich wurde jede Woche nur noch über Negatives geredet. Immer war etwas anderes, Böses auf dem Radar der Schwangeren: In der einen Woche waren es Maxi Cosis (*total ungesund für das Neugeborene!*), in der anderen Puck-Schlafsäcke (*tödlich!*), dann wiederum ging es darum, ob Bachforellen für Schwangere unbedenklich zu essen seien (*natürlich nicht!*) und wie viel Bewegung des Kindes im Bauch ,normal' sei (*nicht zu viel, aber auch nicht zu wenig!*).

Es wurde regelrecht Panik verbreitet. Irgendwann hielt ich es nicht mehr aus und schmiss den Kurs." M.

—— „Ich bin kurz vor meiner Hochzeit schwanger geworden, wusste es aber nicht. Auf der Hochzeit habe ich ziemlich krass gefeiert und getrunken. Als ich dann ein paar Wochen später feststellte, dass ich schwanger war, habe ich erst voll Angst bekommen, weil ich einfach nicht wusste, ob ich unserem Baby dadurch geschadet hatte. Ich habe meine Frauenärztin gefragt, aber sie hat mich mit zwei Dingen beruhigt: Erstens ist der Fötus in den ersten Wochen nicht mal an mir ,angedockt', sondern lebt von sich und nicht von mir. Zweitens, falls doch etwas wäre und mein Baby geschädigt wäre, würde es mit großer Wahrscheinlichkeit zu einer Fehlgeburt kommen. Aber all das ist nicht geschehen, und wir haben jetzt eine Tochter, die gesund und munter ist!" M.

—— „Ich wurde oft gefragt, wann ich Kinder haben würde. Ich habe dann meistens geantwortet, dass ich keine Kinder haben möchte. Vor allem weil ich diese Frage als absolute Privatsache empfinde. Damit war das Thema meistens beendet. Heute mische ich mich sogar ein, wenn ich diese Frage in meiner Umgebung höre. Mit einem Kommentar wie: ‚Beim nächsten Mal fragst du vielleicht die falsche Frau, jemanden, der schon seit Jahren versucht, schwanger zu werden. Und dann tut es weh.‘ Dann steht nicht die gefragte Frau blöd da, sondern eher der oder die Fragende. Zu Recht.“ A.

—— „Als ich das erste Mal schwanger war, konnte ich mich kaum halten vor Freude. Ich habe vollkommen offen darüber gesprochen, obwohl ich erst in der sechsten Woche war. Alle wussten es: Arbeitskollegen, Freunde, die ganze große Familie. Als ich in der neunten Woche eine Fehlgeburt erlitt, stand ich dann auch völlig nackt da mit meinem Schmerz.
Natürlich wollen wir lieber über fröhliche private Themen sprechen als über traurige, aber im Nachhinein hat es viel vereinfacht. Ich habe damit ein Thema offengelegt, das viel mehr Mütter und Väter betrifft, als wir uns oft vorstellen. Sobald man offen darüber spricht, trauen sich auch andere darüber zu reden. Und ich glaube, wir sollten viel mehr darüber reden. Weil ein Teil des Schmerzes einfach daher kommt, dass man in der Situation so alleine ist.“ M.

—— „Diese ständige Frage, wann ich denn schwanger werde. Sobald ich geheiratet hatte, fing es an. Die Fragen waren immer an mich gerichtet, nie an meinen Mann.

Ich wollte aber kein Kind. Zumindest nicht sofort. Das ist jetzt sieben Jahre her, und ich bin seit einem Jahr Mama. Aber die Fragen scheinen nie aufzuhören. Jetzt geht es darum, dass wir uns beeilen müssen, wenn wir Geschwister haben wollen. Ich wünschte, das Thema wäre ein Tabu wie Sex oder Geschlechtskrankheiten. Es ist genauso privat.“ M.

—— „Warum zur Hölle hatte ich noch nie davon gehört, dass man Verstopfung bekommt? Und warum denken alle sofort, dass ich megaglücklich sein muss? Ich war verunsichert, monatelang, und alle dachten, ich müsste einfach nur glücklich sein. Ich war sauer, weil ich Reisen absagen musste für einen (entschuldige) ‚Zellklumpen‘... Das Baby war für mich so lange abstrakt, bis ich Bewegungen gespürt habe und mein Bauch wuchs – vorher war es, vor allem ganz am Anfang, lästig. Mir war manchmal schlecht, ich konnte nicht mehr essen, was ich wollte, und nicht mehr reisen, wohin ich wollte. Ich fühlte mich sehr eingeschränkt.“ A.

—— „Ich arbeite als Hebamme, und ich weiß, dass für viele Frauen die Schwangerschaft die schönste Zeit ihres Lebens ist und sie sich so wohl wie nie fühlen. Es gibt aber auch ganz viele Frauen, die sagen, diese Zeit sei nicht ihre Zeit.
Ich habe selbst drei Kinder und war auch immer froh, wenn das wieder geschafft war. Für mich persönlich sind Kinder ‚an‘ mir immer besser als ‚in‘ mir. Natürlich war es okay, und es war auch eine gute Zeit, aber es war jetzt nicht so, dass ich das Gefühl hatte, das muss ich jetzt ganz oft haben.“ J.

# Privatsphäre

Auf einmal hielten es einige Menschen um mich herum für angebracht, Kommentare über meinen Körper abzugeben. Als gehörte mein Körper nicht mehr mir selbst. Egal ob eine Frau viel oder wenig zunimmt – schwanger oder nicht –, selten hat man Lust, sich bei einem Smalltalk auf der Straße darüber auszutauschen.

„Yup, ich liege sicherlich schon fünf Kilo über meinem erwarteten Schwangerschaftsgewicht. Vielleicht liegt es an meiner Veranlagung oder eben an meiner wahnsinnigen Lust auf Schaummäuse im Moment. Und du so? Hast du dein Gewicht in letzter Zeit gut halten können?"

Mein Bauch war ziemlich klein. Mein Baby auch. Ich wollte, dass mein Baby zunimmt. Immer wieder wurde ich durch Kommentare zu meinem Gewicht von meiner Umgebung daran erinnert. Ich verstehe sehr gut, wenn diese Kommentare nerven. Oder sogar verunsichern. Denn wir wissen natürlich nicht alles über den medizinischen Status einer schwangeren Frau. Zum Glück sagen ja die meisten einfach, dass man blendend aussieht!

Eigentlich kann man mit Kommentaren zum Gewicht kaum etwas richtig machen. Nett gemeinte Komplimente über ein zu kleines Bäuchlein oder zu wenig Zunahme kommen in der Schwangerschaft meist nur bei denen gut an, die unter einer Essstörung leiden. Fakt ist: Das eigene Gewicht ist Privatsache. Immer.

Es ist wirklich interessant, warum sich manche Menschen plötzlich bemüßigt fühlen, mit mehr oder weniger bekannten Frauen über deren Schwangerschaft zu reden. Oder ihnen Ratschläge zu geben. Kommentare wie „Genieß das Weggehen/Reisen (oder was auch immer), denn bald sieht dein Leben ganz anders aus" sind meist einfach unnötig. Auch Sprüche wie „Du wirst schon sehen" kann man sich sparen, finde ich. Alle Familien sind unterschiedlich, und alle Mamas und Babys sind unterschiedlich. Ich habe mich in diesen Fällen daran erinnert, dass, nur weil dieser eine Mensch das Gefühl hat, *seiner* Freiheit beraubt worden zu sein, das noch lange nicht heißt, dass es mir auch so gehen wird.

Manchmal – und das ist fast noch schlimmer – trifft man Leute, die unaufgefordert das Bedürfnis haben, einem zu erzählen, was sie selbst miterlebt haben. Als wollte ich deren Psychologin sein und schlimme Geburtserlebnisse anhören. Nur weil ich selbst schwanger bin? Nicht wirklich. Mir hat folgender Tipp gut geholfen: sich zwei bis drei vernünftige Mamas suchen, die man als gute Ratgeber empfindet, die einen gut kennen und an die man sich immer wieder mit Fragen wenden kann. Menschen, die eher Bauchweh oder Stress verursacht haben, habe ich in empfindlichen Phasen zu meiden versucht.

„Wenn es um das Muttersein geht, hör auf niemanden. Absolut niemanden. Ignoriere alles: die Stilltipps, das Schlaftrainingsdogma, die Bücher zur bedürfnisorientierten Erziehung, das Holzspielzeugcredo, die Lebensmittelallergie-Hysterie, ALLES. Beim Muttersein geht es darum, seinen eigenen Stil zu entwickeln, wie sonst auch. Dein Kind wird kompliziert und geplagt und wundervoll sein genau wie jeder andere Mensch, der auf der Erde lebt, wie auch immer. Also vertraue deinem Instinkt und blende die Störgeräusche aus. Die einzige Person, die weiß, was dein Kind braucht, bist du."

Molly Guy, The Glow [1]

„Schwangersein hat bestimmte ganz normale ‚Nebenwirkungen'. Zum Beispiel, dass einem am Anfang schlecht ist oder dass man sehr müde ist oder man empfindsamer wird für bestimmte Themen. Dass der Körper sich verändert und auch wieder zurück verändert oder einfach anders bleibt. Das ist ganz normal. Manche bleiben so wie vorher und haben einen kleinen Bauch, und manche verändern sich irgendwie, werden dünner oder dicker. Manche werden durch die Schwangerschaft vielleicht ganz selbstbewusst — andere verunsichert sie. Das ist auch einfach normal, und man kann es als Bereicherung sehen oder als Chance. Die Schwangerschaft ist ein Cut, ein klarer Schnitt im Leben, und man sagt, okay, jetzt kommt eine andere Zeit, und das ist schön oder es ist in Ordnung."

Jule Pumpe, Hebamme

# Interview

Interview mit der deutschen Hebamme Jule Pumpe, seit über zwölf Jahren freiberuflich in einer anthroposophischen Klinik tätig, und der schwedischen Frauenärztin Dr. Emma Råsmark-Röpke, die in einer Geburtsklinik arbeitet und zu wiederkehrenden Fehlgeburten forscht.

MALIN: Was ist der beste Tipp für die Schwangerschaft?

EMMA: Der beste Schwangerschaftstipp, finde ich, ist, dass man sich eine gute Hebamme und eine gute Frauenärztin suchen soll. Personen, die zu einem passen, denen man vertrauen kann. Und ab dann sollte man versuchen, so weit wie irgend möglich auf jedes Googeln zu verzichten.

JULE: Ja, und wenn man sich nicht wohlfühlt (bei seinem Arzt, seiner Ärztin/Hebamme), mutig zu sein und zu wechseln.

Ich glaube, was in erster Linie wichtig ist, ist, dass du dich menschlich gut aufgehoben fühlst.

MALIN: Und was ist bei der Hebammensuche wichtig?

JULE: Wenn es um Hebammen geht, gibt es auch nicht nur eine, die super ist. Die Hebamme, zu der deine Freundin einen super Draht hatte, passt vielleicht gar nicht zu dir. Du wirst vielleicht nicht alle Tipps annehmen wollen, und du musst mit ihr nicht beste Freundin werden – den Anspruch darf man nicht haben –, aber du musst sie in dein Privatestes hineinlassen können für eine Zeit lang und für einen wichtigen Moment in deinem Leben. Das ist fast der wichtigste Punkt. Weil du dich sonst nicht öffnen kannst und du nicht das Vertrauen hast, dass du jede Frage stellen kannst. Aber wenn es sich gut anfühlt, dann wird das gut passen, und dann wird sich alles andere fügen.

MALIN: Wo findet man sonst Informationen, wenn man sie braucht?

JULE: Ein total wichtiger Tipp ist wirklich, nicht zu googeln. Sich lieber ein Buch zu suchen und nicht zehn Bücher zu kaufen, ein gutes, das vielleicht Freundinnen schon gutgetan hat. Weniger ist mehr. Genau wie bei der Erstlingsausstattung, lieber zwei Wolle-Seide-Bodys (die mitwachsen) und ansonsten nichts, als zehn, die dann irgendwie doch nicht passen. Medizinische Infos holt man sich am besten bei Hebamme und Frauenarzt.

MALIN: Mir ist aufgefallen, wie anders die Schwangerschaftskontrollen hier im Vergleich zu denen in Schweden sind, wo ich herkomme. Dort gibt es nur einen Ultraschall (in der 18. bis 20. Woche), bei dem auch die Organe gecheckt werden. Das ist alles.

EMMA: Ja, das stimmt, in Schweden haben wir nur eine Ultraschalluntersuchung und viel weniger Arztbesuche in der Schwangerschaft. Man hat auch die Möglichkeit, in der 12. bis 14. Woche einen ersten großen Ultraschall zu machen. Bei diesem lässt sich klären, ob das Kind Trisomie 13, 18 oder 21 hat. Dieses Screening ist nicht obligatorisch und auch nicht immer kostenlos.

Ich rate meinen Patienten immer, sich gut zu überlegen, warum sie dieses Screening machen wollen. Es kann sein, dass sie feststellen, dass ihr Baby eine höhere Wahrscheinlichkeit für eine Trisomie aufweist. Man muss sich gut überlegen, was man in dieser Situation machen würde. Am besten gemeinsam mit seinem Partner. Würde man die Schwangerschaft fortführen oder nicht? Wenn du das Gefühl hast, dass du nicht genügend Informationen zum Screening bekommst, solltest du sie einfordern.

Mich wundert manchmal, wie oft Paare zu mir kommen, um dieses Screening machen zu lassen, die sich vorher überhaupt keine Gedanken darüber gemacht haben. Die erste Frage ist nicht selten die nach dem Geschlecht des Kindes. Die Tatsache, dass es sich eigentlich um ein Screening für Chromosomenfehler handelt, scheinen manche vergessen zu haben.

JULE: Aus meiner Sicht ist Ultraschall Fluch und Segen zugleich. Es ist ein totaler Segen, wenn Dinge rechtzeitig erkannt werden – wenn ein Kind zum Beispiel einen Herzfehler hat. Dann kann man einfach sagen, wir müssen zu einem Herzspezialisten, es wird alles vorbereitet, das Kind wird sofort versorgt, und es geht ihm danach gut. Aber Ultraschall ist ein Fluch, wenn Dinge gesehen werden, die schlussendlich gar nicht da sind und man vielleicht wochenlang eine totale Unsicherheit hat, die sich dann noch viel länger durch die Schwangerschaft oder auch das erste oder zweite Jahr zieht. Drei richtig gute Ultraschalle von jemandem, der einem alles erklärt, der wirklich genau guckt, sind manchmal viel besser als zwölf, die so eine Scheinsicherheit geben.

MALIN: In Schweden hat man nicht das gleiche freie Wahlsystem wie in Deutschland. Geburtshäuser zum Beispiel waren für mich komplett neu.

JULE: Ich glaube, man kann nicht universell sagen, was richtig ist. Wir sind alle unterschiedlich. Einer nimmt ganz schnell Schmerzmittel, der andere hält das erst mal aus. Genau wie bei der Wahl des Geburtsortes oder der Klinik. Die eine fühlt sich zu Hause in ihrem Wohnzimmer wohl, die andere im Geburtshaus, noch jemand anders braucht ein riesiges Klinikum, um sicher zu sein, dass für alles gesorgt ist, wenn irgendwas ist.

Und die Nächste entscheidet sich für eine kleine Klinik. Schlussendlich ist es ja auch total egal. Denn in dem Moment, in dem das Baby auf die Welt kommt, kommt es tatsächlich auf die Menschen an, die da sind. Das ist das, was prägt. Auch das ist aber für jeden unterschiedlich. Die einen brauchen Menschen um sich, die warmherzig sind. Die anderen brauchen vor allem die Technik und können über alles andere hinwegsehen und den Fokus darauf legen, dass das Kind kommt und dass, wenn irgendetwas ist, alles da ist. Und das ist auch okay, finde ich.

EMMA: Bei uns im Kreißsaal merke ich deutlich das Kontrollbedürfnis in unserer heutigen Gesellschaft. Die Eltern wollen aktive Teilnehmer sein am Geburtserlebnis – was gut ist. Aber die wichtigste Voraussetzung, die man selbst schaffen kann, ist: Go with the flow. Alle wünschen sich eine normale Geburt. Man muss aber darauf eingestellt sein, dass Dinge passieren können, die man sich nicht vorgestellt hat. Wir sind gewohnt, dass wir fast alles kontrollieren können, aber bei einer Geburt geht das eben nicht.

**MALIN: Was für eine Rolle spielen Väter in Deutschland und Schweden bei der Geburt heute?**

EMMA: Als meine erste Tochter in Dänemark geboren wurde, hat mein Mann mitgeholfen. Wir hatten es nicht so abgemacht, aber die Hebamme, die an dem Tag zuständig war, hat ihn einbezogen, und am Ende war er derjenige, der unsere Tochter rausgeholt hat. Das war schon groß.

Aber es ist in Schweden schon eher eine Seltenheit, dass der Papa am unteren Bettende steht.

JULE: Ich finde es immer eine totale Hilfe, wenn die Männer am oberen Bettende ihre Frau wirklich an der Hand nehmen, sie angucken und ermutigen können. Es gibt so tolle Männer, die so gute Sachen sagen in dem Moment, die mir überhaupt nicht einfallen würden. Weil ich die Frau ja auch nicht so gut kenne. Ich bin immer total baff, was Männer in dem Moment Tolles können. Und wie gut die das machen.

**MALIN: Mir kam es so vor, als bräuchte ich einen Lederpanzer, als ich Mama wurde. Den sollte man sich am besten schon während der Schwangerschaft zulegen, denn ich habe ihn auch als Mama dann oft wieder gebraucht.**

JULE: Eigentlich kannst du es gar nicht richtig machen. Und wenn es um Ratschläge geht, muss man sich erinnern, dass schlussendlich ja keiner ein Standardkind kriegt. Alle Kinder sind unterschiedlich. Spätestens beim zweiten Kind merkt man, dass man das erste ja nicht noch mal kriegt, sondern dass da eine ganz andere Person kommt und dass alles, was du glaubst, wo du sicher bist und was gut geklappt hat, beim nächsten Kind überhaupt nicht funktioniert!

MALIN: Ja, und genauso gibt es keine Standardmamas, finde ich.
JULE: Gott sei Dank. Was ich mir irgendwie angewöhnt habe oder versuche zu leben: authentisch zu bleiben. Die Kinder sind großzügig mit ihren Eltern, weil es eben die Eltern sind. Das weiß man ja selbst, man will denen nicht das Leben schwer machen.

MALIN: Ja, man muss sich ja als Team kennenlernen. Auch wenn Leute mir gesagt haben: „Mein Gott, ist es wirklich gut, dass du so viel in der Schwangerschaft/mit Baby unterwegs bist?", oder was immer es auch für Meinungen gab. Dann habe ich gedacht: Ich kann aber nicht anders sein, als ich tatsächlich bin. Ich kann mich nicht verstellen. Wir müssen einander kennenlernen. Ich reise viel in meinem Job. Los Papa auch. Und wir lieben das. Wir haben Routinen, aber jeder Tag und jede Woche sieht unterschiedlich bei uns aus. Ich muss Lo ja das Leben so zeigen, wie es in unserer Familie ist. Denn wie soll er sonst wissen, was auf ihn zukommt? Er wird sich ja total verarscht fühlen, wenn unser Leben erst anfängt, wenn er anderthalb ist oder so, und ich beginne, voll zu arbeiten, und nicht immer da bin. So habe ich lieber früher angefangen und ihn mitgenommen. Bis jetzt läuft es gut.
JULE: Euer Leben ist einfach so, und wenn es irgendwann nicht mehr funktioniert, wird es sich auch wieder ändern.

MALIN: Das hätte ich gerne gehört, als ich schwanger war. Dass ich einfach sein muss, wer ich bin, und dann ist alles gut. Weil mein Baby erst mal nur Liebe braucht von seinen Eltern. Und dass wir auf ihn und seine Bedürfnisse hören. Bis jetzt hat es am besten geklappt, wenn ich meinem Bauchgefühl gefolgt bin. Man bekommt so viele Meinungen, und viele sind zwar gut – oder gut gemeint –, aber am Ende muss es zu uns passen. Wenn jemand von uns dreien mit der Situation nicht glücklich ist, werden wir etwas ändern. Wir sind ja ein Team! Wenn einer von uns dreien unglücklich ist – dann geht es keinem gut.
JULE: Ich habe zum Beispiel ganz viele Sachen wirklich erst mit der Geburt von meinem dritten Kind gelernt. Zum Beispiel, dass man sowieso gar nicht so viel an den Kindern ändern kann, sondern dass man sie einfach beobachten und kennenlernen muss, wen man da hat, und dann gucken muss, wie passt das mit dem Alltag zusammen.

MALIN: Und auch sich selbst kennenlernen, finde ich. Ich bin ja auch total neu in der Situation!
JULE: Ja, und diese Zuversicht auch zu haben, dass es Tage gibt, die man total verbockt, und trotzdem wird das Kind ein guter Mensch, und man hat dennoch eine gute Zeit zusammen.

# „Möglichst viel ,*vorschlafen*', weil es dann anstrengend wird. Totaler Quatsch, man sollte aktiv bleiben, solange es geht." V.

—— „Ich habe sehr viele Ratschläge bekommen: ,*Kein Fahrradfahren in der Schwangerschaft*' war einer davon. Quatsch natürlich! Man lässt sich leider so sehr verunsichern, weil man so dünnhäutig ist." A.

—— „Am nervigsten waren immer Vorschläge zum Namen. Gute Tipps habe ich aber von nahen Freunden in der Frühschwangerschaft bekommen: Folsäure nehmen, was man nicht essen sollte und Bauch einölen." K.

—— „Kein Wasser aus Plastikflaschen trinken. Ich habe viele ,*gutgemeinte*' Tipps bekommen, die aber teilweise sehr anmaßend waren." J.

—— „Der beste Ratschlag war, zum Schwangerschaftsyoga zu gehen. Das war für mich die beste Geburtsvorbereitung! Dafür habe ich keinen Geburtsvorbereitungskurs besucht, hatte aber zwei Toppgeburten." E.

—— „Fast jeder Ratschlag war überflüssig!" J.

—— „Der ,*beste*' Ratschlag: Kein Tiger Balm. Nachdem ich ihn aufgetragen hatte. (Stimmte nicht.)" K.

—— „Der beste Ratschlag war, auf meinen Bauch zu hören, gerade auch was das Stillen betrifft. Das Stillen hat super geklappt." P.

—— „Eher beim Verlassen des Krankenhauses. Bei der U2-Untersuchung sagte mir die Ärztin mit Nachdruck, dass das Baby auf gar, gar keinen Fall mit im Bett schlafen darf wegen des plötzlichen Kindstods. Ich habe daraufhin die ersten drei Nächte vor Panik nicht geschlafen. Horror. Meine Tochter schläft natürlich mit im Bett." F.

—— „Das Beste war, dass man in der Spätschwangerschaft nicht mehr Auto fahren sollte. Ha!" A.

—— „Dass es doch okay sei, etwas Alkohol zu trinken. Es hat genervt, denn ich wollte einfach gar keinen trinken." S.

—— „Dass ich jetzt die Zeit ohne Baby genießen und ins Restaurant und Kino gehen soll. Was für ein Quatsch! Wir waren schon nach wenigen Wochen wieder im Restaurant. Im Kino waren wir, sobald wir einen Babysitter hatten, also nach ein paar Monaten. Übrigens hat mein Baby auch einen Vater, und daher konnte ich schon, sobald das Wochenbett vorbei war, wieder ins Kino oder zur Pediküre. Was ich aber hätte machen sollen, wäre gewesen, mehr Zeit allein zu genießen. Das fehlt mir heute — es wartet ja immer jemand auf mich." D.

# Hebammen – echte Heldinnen

Das deutsche Hebammensystem begleitet Frauen durch die Schwangerschaft mit dem Ziel, Mama und Baby einen gesunden Start ins Leben zu geben. Langfristig betrachtet ist das Hebammensystem kein teures System. Es ist eine sanfte Unterstützung, die zwar Zeit kostet, dafür aber wenig Medikation erfordert. Was hingegen teuer werden kann (und zwar für alle: Frauen, Familien, Krankenkassen und unsere Gesellschaft), ist, wenn das Kind oder die Mutter die Schwangerschaft nicht heil übersteht.

Als Nicht-Deutsche, die in Deutschland schwanger war, bin ich, vorsichtig ausgedrückt, sehr beeindruckt von der medizinischen Unterstützung für Mütter. Das deutsche System unterscheidet sich unter anderem durch freie Wahl, Vielfalt und Hausbesuche der Hebammen. Dennoch wird es in Deutschland immer schwerer eine Hebamme zu finden, die Wochenbettbetreuung macht. Die Gründe sind zahlreich, unter anderem immer höher werdende Versicherungsbeiträge für die Hebammen, niedriger Lohn oder ungünstige Betreuungsschlüssel im Kreißsaal, die den Beruf weniger attraktiv machen.

Ich würde zu jeder Zeit für das deutsche Hebammensystem auf die Straße gehen. Denn Deutschland hat mit Sicherheit eines der besten Hebammensysteme auf der Welt. Ihre Arbeit bedeutet eine einzigartige Unterstützung für Frauen – und damit für Babys und Familien. Im Ernst, ihr wollt das nicht verlieren!

Um zu zeigen, wie toll das deutsche System ist, hier ein paar Dinge, die für Schwangere in Schweden nicht selbstverständlich sind:

×  Das Recht meinen Frauenarzt und meine Hebamme frei wählen zu können. *(In meiner Heimat ist das nicht immer möglich.)*

×  Das Wahlrecht rund um die Geburt ist in Schweden begrenzt. Die Anzahl an Hausgeburten in Schweden liegt bei ca. 150 pro Jahr, bei insgesamt 115 000 Geburten (im Jahr 2015). Im Vergleich dazu wurden in Deutschland 2015 mehr als 740 000 Kinder geboren, davon waren rund 9 500 außerklinische Geburten. Der Prozentsatz an Kindern, die außerhalb der Klinik geboren werden, ist in Deutschland also zehnmal höher als in Schweden. Geburtshäuser gibt es in Schweden zudem nur in der Hauptstadt.

× Wenn man eine eigene Hebamme haben möchte, die die ganze Geburt in der Klinik begleitet, kann man in Deutschland eine Beleghebamme buchen. Dafür muss die Hebamme einen Vertrag mit der Klinik haben. Die Kosten übernimmt die Krankenkasse. Lediglich die Rufbereitschaftspauschale muss in der Regel von den werdenden Eltern bezahlt werden. In Schweden sind Beleghebammen sehr ungewöhnlich und würden ungefähr das Zehnfache kosten.

× Meine Hebamme in Deutschland hat Hausbesuche während des Wochenbetts gemacht. Sogar zehn Hausbesuche. In Schweden bekommen Mütter keine Hausbesuche nach der Geburt, können sich aber bei Problemen ambulant bei einer Hebamme in der Klinik anmelden. Die erste medizinische Nachversorgung macht eine Hebamme *(kein Arzt)* in der Klinik acht Wochen nach der Geburt.

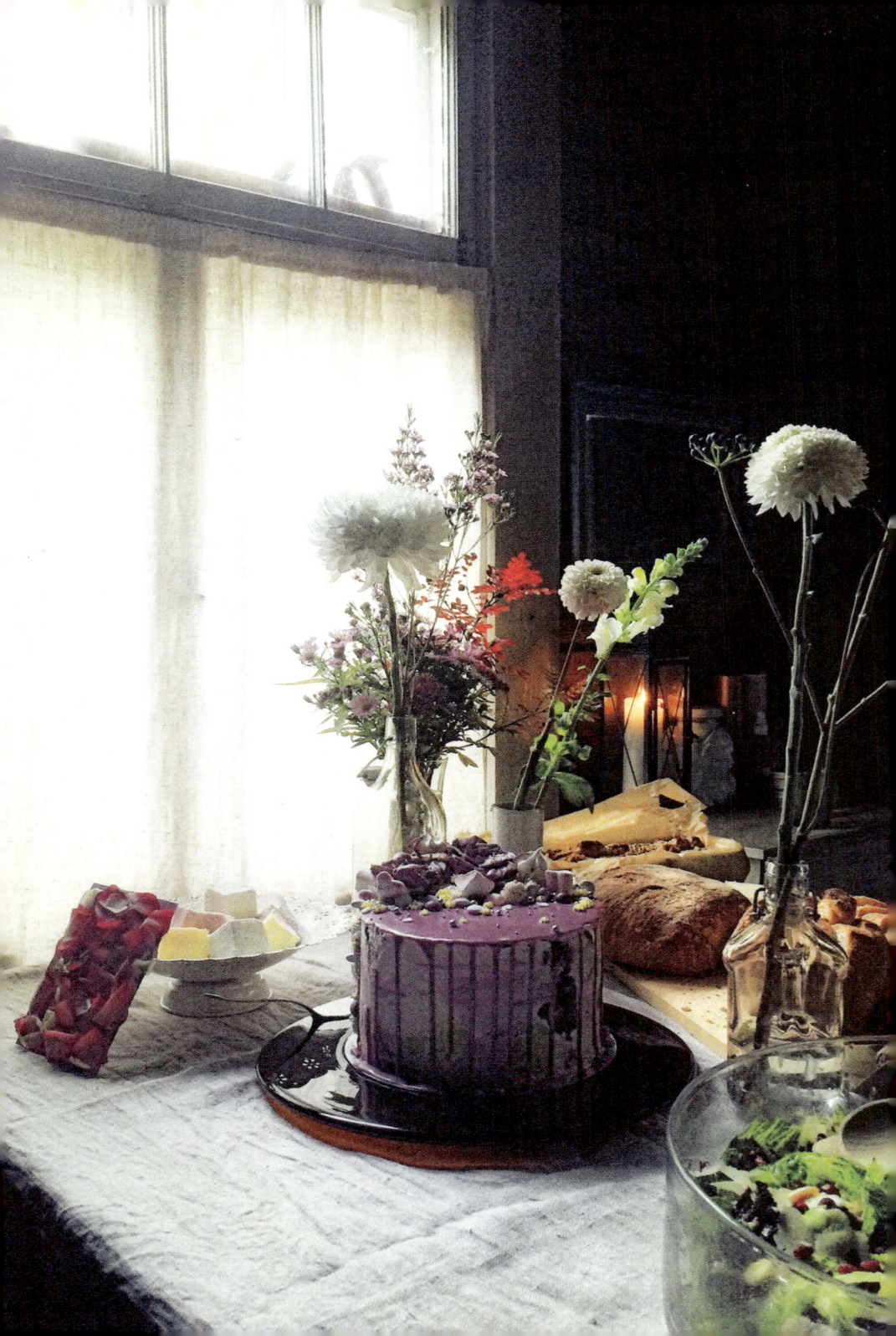

# 02

## Essen für mich (und mein Baby)

Gibt es Superfood für mich und mein Baby? Auf den eigenen Körper hören. Aber wie? Balance finden! Doch was heißt das eigentlich?

**Ich bin ja nicht krank, nur weil ich schwanger bin,** war ein Gedanke, den ich während meiner Schwangerschaft häufig hatte.

Ich mag es überhaupt nicht, überlegen zu müssen, was ich essen oder nicht essen darf. Damit fühlt sich auf einmal das Schönste dieser Welt an wie ein Problem. Wenn ich zu viel darüber nachdenke, dann wird etwas, das eigentlich eine Leidenschaft ist, plötzlich zur Kopfsache. Als würde ich durch die ganzen Gedanken vollkommen vergessen zu genießen! Und – ähnlich wie beim Sex – ist es nie gut, wenn Leidenschaft zu einer Kopfsache wird.

Richtig lustig wurde es aber, als für meine Umgebung mein Bauch sichtbar war und man mir unaufgefordert erklären wollte, was ich essen sollte und was nicht. Manchmal musste ich lachen, wenn mir jemand Unbekanntes – wie der junge Mann an der Fleischtheke im Supermarkt, der bestimmt nicht älter als zwanzig war – keinen luftgetrockneten Schinken verkaufen wollte. Als verlöre man all seine Privatsphäre und Mündigkeit, sobald man schwanger ist.

ICH: „150 Gramm Serrano-Schinken, bitte."
DER JUNGE KERL IM SUPERMARKT: „Sie dürfen das aber nicht essen!"
ICH: „Das entscheide ich!"

Genauso habe ich Freundinnen erlebt, die bei Restaurantbesuchen aus purer Angst praktisch nichts bestellten. Natürlich macht es Sinn, auf gewisse Sachen zu verzichten, wenn man schwanger ist. Fakt ist, dass ich, und nur ich, verantwortlich bin für das, was dieser kleine Mensch in mir isst. Der Fötus teilt alles über meine Blutbahn mit mir. Alles, was ich esse, isst er mit! Eine schöne Vorstellung, eins zu sein. Aber mein Baby atmet auch meine Luft und teilt mit mir meine Freude und meinen Stress. Auch mein Wohlbefinden ist von Bedeutung! Daher war es für mich wichtig, eine Balance zu finden. Irgendwo zwischen den ganzen Warnungen und meinem persönlichen Wohl.

Jetzt ist also ein guter Zeitpunkt, um besser darin zu werden, auf dein Bauchgefühl zu hören! Aber wie du weißt, ist das nicht immer einfach. Für mich zumindest ist es das nicht.

Mir hat es gutgetan, mich nicht zu sehr in Risiken und Krankheiten zu vertiefen und einfach mit Vernunft einzukaufen und zu essen. Und es hat mir auch geholfen, an die Fauxpas früherer Generationen von Schwangeren zu denken. Und trotzdem sind die meisten von uns heute okay.

# Schwangeren–„Diät“

Als Nichtschwangere dreht sich bei mir im Normalfall fast alles ums Essen: Was ich als Nächstes essen werde. Was ich am Wochenende kochen könnte. Was noch im Kühlschrank aufgefüllt werden muss. Wenn ich reise, bringe ich oft einen halben Koffer voller Zutaten mit nach Hause. Als ich schwanger wurde, änderte sich dieses Verhalten schlagartig, und schon in der fünften Woche war mein Appetit wie weggeblasen, und ich wollte nichts mehr anrühren – außer vielleicht Grapefruit und Sprudelwasser mit gepresster Grapefruit. Zum Glück hielt dieses Gefühl nur die ersten zwölf Wochen an. Danach war alles wieder beim Alten.

Was aber nicht beim Alten war, war das Gefühl, dass ich auf einmal nichts Interessantes mehr essen durfte! Als gäbe es nicht schon genügend Regeln, an die ich mich beim Einkaufen zu halten versuche. Bio, lokal, fair. Ich gehöre zu diesen Frauen, die ihr Fleisch im Restaurant nur dann blutig bestellen, wenn es vom guten Züchter kommt – sonst bestelle ich lieber vegetarisch. Ich liebe Käse, aber in meinem Kühlschrank findest du nur welchen aus Rohmilch. Sushi esse ich mindestens ein Mal die Woche. Und manchmal vergesse ich den Salat zu waschen.

Ich habe lang genug im Fashionbusiness gearbeitet, um zu wissen, dass es richtig schiefgehen kann, wenn ich anfange, mein Essverhalten zu regulieren. Am besten geht es mir, wenn ich mich ausgewogen ernähre, von Sachen, die mir schmecken. Und mir dabei vor allem *nicht zu viele Gedanken mache!*

In den ersten beiden Trimestern war ich nonstop unterwegs wegen des Erscheinens meines Buches *The Bread Exchange*. Ich war erleichtert, dass man noch keinen Babybauch erahnen konnte, und balancierte entspannt ein halbvolles Glas Weißwein auf jeder Release-Party, um keinen Verdacht zu erwecken. (Super Tipp, Fee – danke dafür!)

Ich war in New York, und dass ich kaum an Essen denken konnte, ohne dass mir schlecht wurde, war ein klarer Hinweis auf meine Schwangerschaft. Nicht mal auf Kaffee hatte ich Lust. Und ich trinke normalerweise im Schnitt sieben Tassen pro Tag (was ganz normal ist im Norden).

## WAS IST MIT KAFFEE?

Die Deutsche Gesellschaft für Ernährung und die WHO empfehlen maximal 300 µg Koffein pro Tag. Das sind ungefähr drei kleine Tassen Filterkaffe *(keine großen US-Size-Becher)*.

Als Schwedin habe ich schwedische Schwangerschaftsratgeber gegoogelt. Meine Frauenärztin in Berlin hat mir die deutschen Empfehlungen weitergegeben. In den USA bekam ich die amerikanischen Ratschläge. Viele Regeln stimmten überein, andere nicht. Die schwarze Liste dessen, was mein Baby alles gefährden könnte, wurde länger und länger. Ich fühlte mich wie auf einem Minenfeld. Irgendwann wusste ich nicht mehr, was ich tun sollte. Wenn ich alles befolgt hätte, hätte ich kaum etwas essen dürfen!

Da ich eine relativ faktengetriebene Person bin, hatte ich mir früh einen großen deutschen Schwangerschaftsratgeber zugelegt. Einen, der sich eher auf das Medizinische bezieht, sodass wir die Entwicklung unseres Babys verfolgen konnten. Am Anfang war es super spannend, jede Woche passierte etwas Neues! Ich konnte mich sehr gut in mein Baby hineinversetzen und wusste genau, dass es gerade so groß wie eine Erbse, eine Erdbeere oder eine Aubergine war. Ich wurde aufgefordert, dies und das zu machen oder zu nehmen, um meinem Baby etwas „Gutes" zu tun. Irgendwann in der Mitte der Schwangerschaft passierte deutlich weniger als in den ersten Wochen. Mein Baby legte vor allem an Gewicht zu. Und in meinem Schwangerschaftsratgeber drehte sich nun viel um Risiken: Toxoplasmose, Trisomie, die drohende Frühgeburt, Insertio velamentosa, den vorzeitigen Blasensprung, HELLP, PUPP, ICP, Harnleiterverengung – ich könnte die Liste ewig fortführen. Ab der 20. Woche habe ich mich entschieden, diesen Ratgeber nicht weiterzulesen. Weil ich einfach unnötig Schiss bekam.

Ich wollte entspannt bleiben und mein Leben weiter genießen. Angst tat meinem Baby bestimmt nicht gut. Ich erinnerte mich, dass meine schwedische Freundin Emma, die selber praktizierende Frauenärztin ist, Sushi gegessen hatte, als sie schwanger war. Wie kam das? Sind die Empfehlungen von Land zu Land so unterschiedlich? Da habe ich mir selbst versprochen, dazu nicht weiter zu googeln und einfach meiner Frauenärztin zu vertrauen. Das war für mich die absolut beste Entscheidung während meiner Schwangerschaft.

Jeder muss für sich wissen, was er essen möchte oder nicht. Zurückblickend war ich relativ locker, was Essen in der Schwangerschaft anging. Ich habe zum Beispiel weiter wöchentlich Sushi in einem Restaurant meines Vertrauens gegessen. Aber erst nachdem ich mich vergewissert hatte, dass sie ihren Fisch vorher einfrieren. Abgepackten Räucherlachs habe ich weggelassen. Generell habe ich abgepackten Fisch und Fleisch mit langem Haltbarkeitsdatum nicht roh gegessen, Gemüse immer frisch zubereitet und nicht fertig zugeschnitten und abgepackt gekauft. Ich habe viel Gemüse gegessen, aber weniger Früchte, da mein Körper nicht so gut mit Fruchtzucker klarkommt. Außerdem kommt in meiner Familie Diabetes vor, und ich wusste nicht, ob ich auch dazu neige. Deshalb versuchte ich auf Süßzeug zu verzichten. Stattdessen habe ich – wie sonst auch – viel gesäuertes Gemüse gegessen, da es die Darmflora unterstützen soll. Was ich nicht gegessen habe, waren Schimmelkäse und junge, unpasteurisierte Käsesorten. Mindestens sechs Monate gereiften Rohmilchkäse habe ich aber bedenkenlos gegessen, Gruyère und Parmesan zum Beispiel. Wenn ich Appetit auf Schimmelkäse hatte, dann habe ich mir entweder eine Pastasauce gemacht mit Rocquefort oder den Käse in Blätterteig gewickelt und im Ofen gebacken, damit mögliche Listerien abgetötet werden. Dann war mein Appetit befriedigt. Auch Parmaschinken habe ich gegessen, meistens nachdem ich ihn drei Tage im Gefrierfach eingefroren habe. Mögliche Toxoplasmose-Erreger werden nach drei Tagen bei -18 Grad abgetötet. Auf Kaffee hatte ich in den ersten drei Monaten keine Lust, aber danach habe ich meine drei Tassen am Tag genossen. Alkohol habe ich aber vollkommen weggelassen. Anders als bei der Muttermilch geht Alkohol während der Schwangerschaft durch dein Blut direkt zum Baby, und das wollte ich unbedingt vermeiden.

## WAS IST EIGENTLICH MIT SUSHI?

Hier teilen sich die Meinungen. Bei der Deutschen Gesellschaft für Ernährung *(DGE)* steht Sushi noch auf der Liste der Lebensmittel, die man vermeiden soll. Die schwedischen und britischen Lebensmittelorganisationen erklären fettige Fischsorten wie Lachs und Makrele für besonders gesund während der Schwangerschaft. Von Thunfisch hingegen wird auch in Schweden abgeraten wegen der hohen Schwermetallbelastungen des Fischfleischs. Ich habe mich für hochwertiges Sushi entschieden, aber sehr darauf geachtet, dass der Fisch vor der Zubereitung mindestens drei Tage lang eingefroren war, um Toxoplasmose zu vermeiden. Wenn man unsicher ist, sollte man es besser lassen.

## Heißhungerattacken *(cravings)*

Mir wurde gesagt, dass man aufgrund seiner Gelüste am Anfang der Schwangerschaft ablesen kann, ob es ein Junge oder ein Mädchen wird. Ob das wirklich stimmt, weiß keiner. Bei mir war der Mythos sauer-salzig für Jungs aber ziemlich zutreffend. Ab der fünften Woche hatte ich ständig

Lust auf Grapefruit. Im Joghurt, ausgepresst im Sprudelwasser oder pur. Auf Süßes hatte ich die ganze Schwangerschaft über überhaupt keinen Appetit – ganz anders als sonst!

Ich glaube, das seltsamste Verlangen, das ich hatte, war kurz vor Weihnachten. Schlagartig konnte ich an nichts anderes mehr denken als an Foie gras. Erst mal ist Foie gras eine ziemlich brutale Angelegenheit. Ich hatte gleich ein schlechtes Gewissen und meinen Freund an die Aufgabe gesetzt, fair produzierte Foie gras zu kaufen. Es wurde viel gegoogelt, und wir besuchten alles von La Fayette und KaDeWe bis zur Markthalle Neun. Natürlich gibt's so was wie „freundliche Foie gras" so gut wie gar nicht. Zweitens steht Leber generell auf der Liste von Sachen, die man wegen des hohen Vitamin-A-Gehalts nicht täglich essen sollte und vielleicht nicht mal jede Woche. Also ist Foie gras ein absolutes Gelüste-No-Go.

## KEINE SORGE!

Stell dir vor, dass dein Baby alles, was du isst, mitisst. Nicht nur kriegt es alle Nährstoffe mit – es schmeckt auch mit! Das Fruchtwasser – von dem dein Baby trinkt – enthält Aromen und Geschmacksnoten von allem, was du isst. Die Geschmacksentwicklung fängt schon im Bauch an. Wer weiß, vielleicht hast du jetzt schon die Chance, den Geschmack deines Kindes zu beeinflussen und einen vielfältigen Esser zu erzeugen. ;) Ich habe in der Schwangerschaft gegessen, was mir schmeckt, und immer gehofft, dass mir das in Zukunft spezielle Kindergerichte ersparen wird. Time will tell, ob es funktioniert hat.

Mir hat es aber gutgetan zu wissen, dass, wenn ich halbwegs ausgewogen esse, mein Baby und ich mit größter Wahrscheinlichkeit alles kriegen, was wir brauchen.

Und es gibt noch einen Vorteil von vielseitigem Essen in der Schwangerschaft: Die aktuelle Allergieforschung zeigt, dass Konfrontation mit allergenen Substanzen (in Maßen natürlich) die beste Vorbeugung ist.

# Ernährungstipps in der Schwangerschaft

Als ich meinen Mama-Freundinnen in Finnland von diesem Kapitel zur Ernährung erzählt habe, reagierten sie alle mit Staunen: *Wieso braucht man Rezepte für die Schwangerschaft, man isst doch weiter das Gleiche wie vorher?*

In den Recherchen zu diesem Buch habe ich bis jetzt auch noch kein Kochbuch für Schwangere auf Schwedisch oder Finnisch gefunden. Mit Ausnahme eines Bandes über veganes Kochen, was natürlich hilfreich sein kann.

Eigentlich finde ich diese skandinavische Einstellung sehr gesund. Sich zu sehr auf eine spezielle Schwangerschaftsernährung zu fokussieren gibt eher das Gefühl, dass man sich in einem Ausnahmezustand befindet oder krank ist, obwohl die Schwangerschaft doch die normalste Sache der Welt ist. Falls du also Inspiration zum Kochen suchst – hol dir einfach ein ganz normales Kochbuch, das dir gefällt und deinem eigenen Geschmack entspricht. Es ist nicht viel, was man nicht essen kann, wenn man schwanger ist. Wenn du dich vielfältig und gesund ernährst, musst du dir wenig Gedanken machen, ob du für dich und dein Baby alles richtig machst.

## DON'T WORRY — BE HAPPY!

<u>Wenn du unsicher bist</u>, lies am besten keine Blogs oder Foren. Das Robert-Koch-Institut ist eine sehr gute Quelle, falls du schnell eine seriöse und zuverlässige Antwort auf Ernährungsfragen suchst!

Aber letztlich gibt es für die Schwangerschaft sehr wenige absolut wichtige Empfehlungen. Genau wie sonst auch geht es in der Schwangerschaft darum, eine Balance zu finden. Und es geht darum, auf seinen eigenen Körper zu hören. Aber was heißt das eigentlich? Und wie mache ich das? Genau das hätte ich selber gerne gelesen, als ich schwanger war. Statt, wie ursprünglich geplant, ein Kapitel mit „Schwangerschaftsrezepten" zu schreiben, habe ich deshalb mit Dr. Megan Mitchell gesprochen. Sie wendet diese Kenntnisse und Erfahrungen als qualifizierte Ernährungswissenschaftlerin in ihrer Arbeit mit Einzelpersonen, Familien und Gruppen an. Sie nutzt evidenzbasierte Ansätze, um ihren Klienten dabei zu helfen, intuitives Essverhalten zu entwickeln sowie Strategien, die eine angemessene, gesunde Ernährung für den individuellen Lebensstil fördern.

# NAHRUNGSERGÄNZUNGSMITTEL

Wenn du dich ausgewogen ernährst, bekommst du ausreichende Mengen an Vitaminen, Mineralien und Nährstoffen. Allerdings werden die folgenden besonders während der Schwangerschaft empfohlen: Folsäure: 400 µg Ergänzung pro Tag. Jod: 100-150 µg Ergänzung pro Tag. Eisen und Vitamin D: Ausreichende Mengen können über die Nahrung *(Eisen)* oder aus der Nahrung in Kombination mit Sonnenlicht *(Vitamin D)* erreicht werden.

Allerdings kann eine Ergänzung aufgrund von Blutwerten und auf den Rat des Frauenarztes hin erforderlich sein.[2]

## FETT

Keine Angst vor Fett! Schau nur, dass du so viele gute Fette (Olivenöl, Avocado, Nüsse) bekommst wie möglich. Das gilt nicht nur für Schwangere. Fettfreie und Low-fat-Milchprodukte beinhalten oft mehr Zucker als herkömmliche Produkte. Das kurbelt den Appetit zusätzlich an. Fett hält auch noch satt, und es gilt — wie für so vieles –, lieber in Maßen und mit natürlichen Zutaten essen!

Langkettige Omega-3-Fettsäuren *(Docosahexaensäure/ DHA und Eicosapentaensäure/EPA)* sind wichtig für die neurologische Entwicklung des Fötus, die optimale Dauer der Schwangerschaft und die Unterstützung des mütterlichen Wohlbefindens. Fisch ist die absolut beste Quelle, um DHA und EPA zu sich zu nehmen: Sardellen, Sardinen, Forellen, Makrelen und Lachs sind ideale Fischsorten in der Schwangerschaft.

Vegane Ergänzungen wie Chlorella und Spirulina enthalten ebenfalls Omega-3-Fettsäuren.

# Interview

AUSGEWOGENES
ESSVERHALTEN

Interview mit
Dr. Megan Mitchell
Mutter von zwei Kindern und
Ernährungswissenschaftlerin

**MALIN:** Ich habe Zeiten in meinem Leben gehabt, wo ich es nicht einfach fand, ausgewogen zu essen. Zu wissen, wann es genug ist oder was dran ist an all den neuen Theorien, wie man richtig essen soll. Was ist „ausgewogenes Essverhalten", wie es überall empfohlen wird? Und was bedeutet das konkret für die Schwangerschaft?

**MEGAN:** Erstens ist jeder Mensch anders aufgrund von Genetik, Gesundheitszustand und Umwelt. Deswegen ist es auch schwer, einen allgemeinen Ratschlag zu geben, wo das Gleichgewicht liegen soll.

Während der Schwangerschaft bist du mit Heißhunger und neuen Ratschlägen konfrontiert. Dazu kommt die ganz natürliche Gewichtszunahme, die auch notwendig ist. Um Gleichgewicht und Mäßigung zu üben, würde ich empfehlen, ein paar Dinge zu beherzigen, die definieren, was es nicht ist. Du kannst dies als Checkliste verwenden, wenn du versuchst zu entscheiden, was ausgewogen ist.

Ausgewogenes Essen ist nicht

- × die Einhaltung einer kommerziellen *Diät* oder eines „Ernährungs-/ Fitness-Programms",

- × präskriptiv, das heißt mit genauen Mengen, die man essen soll,

- × sich nach *restriktiven Regeln* zu ernähren,

- × etwas, das man durch Anstrengung *erreicht*,

- × *das Verbot* einer ganzen Nahrungsmittelgruppe,

- × an einen Trend gebunden,

- × mit dem Gefühl verbunden, bestraft zu werden oder dass etwas fehlt.

Ausgewogenes Essen ist etwas, das du genießt!

**MALIN:** Wie viel mehr soll man in der Schwangerschaft essen?

**MEGAN:** Es stimmt, dass dein Körper mehr Nährstoffe zur Unterstützung der Schwangerschaft braucht. Das heißt vor allem, dass wir eine größere Dichte von Nährstoffen benötigen anstatt einer Erhöhung der Kalorien. Wir brauchen nicht viel mehr Kalorien: Am Ende der Schwangerschaft

39

wird eine schwangere Frau nur 10 Prozent mehr Energie als eine nicht-schwangere Frau brauchen. Um es einfach auszudrücken: Der Fokus auf die Vielfalt von Lebensmitteln, um mehr Vitamine und Mineralien zu sich zu nehmen, ist das absolut Wichtigste in der Schwangerschaft.

Es ist interessant, dass die überwiegende Mehrheit der Menschen nicht dieser grundlegenden und weithin empfohlenen Richtlinie von „gesunder Ernährung in Maßen" folgt. [3] Und genau so sieht es unter Schwangeren aus. Der Großteil der Frauen folgt zwar Regeln, was man nicht essen soll, aber nicht den allgemeinen Ernährungsempfehlungen für gesunde, ausgewogene Ernährung in der Schwangerschaft. [4]

**MALIN**: Hast du da einfache Tipps oder Grundsätze, die man im Auge behalten kann, um sich ausgewogen zu ernähren?
**MEGAN** : Ja, es gibt ein paar grundlegende Dinge, die man leicht umsetzen kann:

- Mach es nicht kompliziert. Vermeide zu große Veränderungen an deiner Ernährung (die schwer einzuhalten sind). Wenn du bereits ein gesundes Gewicht und gute Blutwerte hast, dann bist du fit. Jetzt ist nicht die Zeit (eigentlich niemals!), die Ernährung einzuschränken.

- Vielfältig essen. Iss Lebensmittel aus den fünf Lebensmittel-gruppen: Gemüse und Früchte, Vollkornprodukte und Getreide, Proteine, gesunde Fette und Milchprodukte.

- Iss mehr Gemüse. Eine Portion Gemüse zu jedem Mittag- oder Abendessen ist ein guter Anfang.

- Sei körperlich aktiv. Mit mäßiger Intensität aktiv bleiben (in einem Tempo, bei dem man sich noch unterhalten kann). Vermeide es, neue und intensive Übungsprogramme zu starten.

- Regelmäßig essen. Mahlzeiten und Snacks über den ganzen Tag verteilen.

- Viel Wasser trinken. Mindestens 1,5 Liter pro Tag. Zum Beispiel ein Glas gleich nach dem Aufstehen, dann eins vormittags, eins zum Mittagessen, eins nachmittags und zum Abendessen.

- Schränke die Menge an Salz, Zucker oder gesättigten Fetten ein.

- Lebensmittel sicher vorbereiten und aufbewahren. Zum Beispiel Hände und Gemüse ordentlich waschen, Kühlkette nicht unterbrechen und darauf achten, dass der Kühlschank gut kühlt.

# Auf den eigenen Körper hören

## *Dr. Megan Mitchell*

Intuitiv zu essen heißt ganz einfach, die inneren Signale zu erkennen. Dem eigenen Körper zuzuhören – wenn du hungrig bist oder wenn du angenehm gesättigt bist –, verbessert physiologische und psychologische Faktoren sowie die Gesundheit insgesamt. [5] Aber wir haben verlernt, auf diese inhärenten biologischen Signale zu hören und sie zu beachten.

*„Du kannst den Tisch erst verlassen, wenn du deinen Teller aufgegessen hast."* Dies ist ein Beispiel, das ich häufig höre, wenn Menschen an Essen und Familienmahlzeiten während ihrer Kindheit denken. Solche Erlebnisse formen unsere Beziehung zum Essen für unser ganzes Leben. Diese und ähnliche Erfahrungen können zu wenig hilfreichen Einteilungen in „gute" und „schlechte" Lebensmittel führen. Außerdem kann so auch eine ungesunde Wahrnehmung des eigenen Körperbilds entstehen. Der übertriebene Fokus allein auf das Gewicht als einzigen Indikator von Gesundheit kann zu lebenslangem Diäthalten führen.

Wie können wir lernen, unserem Körper wieder zuzuhören und das zu essen, was ihm guttut? Es ist nicht leicht, unsere langfristigen Essgewohnheiten und die vielen externen Ratschläge, was man in der Schwangerschaft soll oder nicht soll, zu ignorieren.

Das Großartige ist, dass eine Schwangerschaft eine echte Chance ist, unseren Geist und Körper wieder in Einklang miteinander zu bringen und intuitive Essgewohnheiten zu fördern.

Intuitives Essen zu lernen ist ein Prozess, der Achtsamkeit erfordert. Die kann man aber lernen. Es braucht Zeit, zu verstehen und darauf zu vertrauen, was dein Körper dir sagt.

Aber dadurch wirst du erkennen, wann du hungrig und wann du zufrieden bist, und es hilft, Schmerzen und Müdigkeit wahrzunehmen, die während der Schwangerschaft anders erlebt werden können.

Ein größeres Bewusstsein zu gewinnen wirkt stärkend. Folgende nützliche Gewohnheiten können jeden Tag dabei helfen, deinen persönlichen Bedürfnissen gerecht zu werden:

× Mach Pausen, um die Signale deines Körpers zu erkennen.
Bauchgrummeln oder ein Übelkeitsgefühl können darauf hindeuten, dass du einfach hungrig bist. Eine langsamere oder weniger intensive Geschmackswahrnehmung könnte ein Zeichen dafür sein, dass du satt bist und aufhören solltest zu essen.

× Nimm dir Zeit, jeden Bissen gut zu kauen.
Achte darauf, wie das Essen schmeckt. Leg Messer und Gabel etwa nach jedem zehnten Bissen oder so ab. Dies gibt dem Verdauungsapparat genug Zeit, mit dem Gehirn zu „kommunizieren" und Gefühle von Appetit und Sättigung wahrzunehmen.

× Iss in einer beständigen Umgebung.
Vermeide Ablenkungen wie den Fernseher oder das Smartphone. Setz dich an einen Tisch und nimm die Mahlzeiten so oft wie möglich gemeinsam mit anderen ein.

× Iss Gerichte, die du magst.
Iss Dinge, die du genießt und auf die du Lust hast, sowohl vor, während als auch nach dem Essen. Die Mahlzeit sollte sich durchweg gut anfühlen.

# Ratschläge,
# die du gleich wieder
# vergessen kannst

## 01.
### Parmesankäse ist aus Rohmilch und soll vermieden werden
Stimmt so nicht. Genau wie andere harte Rohmilch-käsesorten — etwa Gruyère — reift Parmesan mehr als ein Jahr, oft sogar zwei Jahre. In dieser Zeit wird dem Käse Wasser entzogen, und der Salzgehalt steigt — und das mögen Listerien nicht. Ein Jahr Reifung reicht völlig aus, um alle Listerienbakterien abzutöten. Am besten aber generell die Käserinde wegschneiden, um auf der sicheren Seite zu sein. Also, lass dir von keinem Menschen trostlose Pasta einreden!

## 02.
### Büffelmozzarella aus Italien ist oft aus Rohmilch. Daher kein Mozzarella auf die Pizza
Es stimmt schon, dass man keinen jungen Roh-milchkäse essen soll in der Schwangerschaft. Aber zum Glück besteht in Deutschland eine Kennzeich-nungspflicht für Rohmilch. Daher findest du den „sicheren" Mozzarella in fast jedem Supermarkt. Geschmolzenen Käse kannst du sowieso beden-kenlos essen, denn Listerien sterben bei ca. 70 Grad ab. Daher kannst du auch Ofenkäse — etwa Camembert — ohne Sorge genießen!

## 03.
### Schwangere sollen am besten keinen Honig essen
Yes — diesen Ratschlag habe ich tatsächlich bekommen. Stimmt absolut nicht! Honig kann zwar für Babys unter einem Jahr gefährlich sein, aber dass Schwangere und Stillende davon betroffen sind, ist Quatsch. Honig ist ein Süßzeug wie jedes andere, nicht pasteurisiert besitzt er sogar heilende Wirkung. Such dir am besten ein Glas vom Imker in deiner Gegend aus, denn die industriell gefertigten Honige sind nicht viel besser als normaler Rohrzucker.

## 04.
### Schwangere sollen keine Landjäger & Salami essen
Hier geht es vor allem um die Sorge sich mit Keimen zu infizieren. Ich habe mich selbst von diesem Ratschlag verunsichern lassen. Vor allem, weil ich jemand bin, der immer statt Schokolade einen Landjäger in der Tasche hat für den kleinen Hunger zwischendurch. Ich war schon die ganze Schwangerschaft leicht beunruhigt, was meine Landjäger anging. 😊

Deshalb habe ich meine Landjäger und Salami bei einem Metzger gekauft, dem ich sehr vertraue. Der hat mir eher zu geräucherten Würsten geraten als zu getrockneten. Luftgetrockneten Schinken und Salami nur essen, wenn sie mindestens sechs Monate gereift sind. Und generell heißt es, lieber Wurst am Stück kaufen, aufgeschnittene abgepackte Fleischwaren immer frisch essen und wenn du unsicher bist, die Packung erst einmal drei Tage ins Gefrierfach legen. Wenn du dich trotzdem unwohl fühlst, lass es am besten einfach.

## 05.
### Nüsse in der Schwangerschaft können beim Baby zu einer Allergie führen
Die neuste Forschung sagt eher das Gegenteil. Solange man als Mutter selbst nicht allergisch ist, ist es vor allem wichtig, sich in der Schwangerschaft und in der Stillzeit weiterhin vielfältig zu ernähren. Dass dein Baby mit Nüssen konfrontiert wird (durch das Fruchtwasser und die Muttermilch), soll sogar Allergien vorbeugen können.

„Die Zeiten ändern sich. Als meine Mama mit mir schwanger war, hat man gesagt, dass sie ‚*für zwei*‘ essen sollte. Ich wünsche mir wirklich, dass das immer noch als Wahrheit gelten würde." A.

—— „Bei mir ist Toxoplasmose im fünften Monat festgestellt worden. Es ist super super, selten. Meine Frauenärztin hat das in ihrer ganzen Karriere nur zweimal erlebt. Ich weiß nicht, woher es kam, ich war eigentlich sehr vorsichtig mit dem Essen. Meine Ärztin hat sehr gut auf das Ergebnis reagiert, und innerhalb von zwei Tagen saß ich vor einem Toxoplasmose-Spezialisten in Berlin. Ich musste den Rest meiner Schwangerschaft Antibiotika einnehmen und jede zweite Woche zur Ultraschallkontrolle. Es waren lange weitere viereinhalb Monate, in denen wir Sorge um unser Baby hatten. Zum Glück ist alles gut gelaufen, und unser Sohn ist gesund auf die Welt gekommen. Ich kann nicht oft genug sagen, wie dankbar wir sind.

Ich habe nur einen Tipp: Nimm die Tests wahr, die von deinem Frauenarzt empfohlen werden. Aber beschäftige dich nicht außerhalb der Praxis mit den Gefahren und Risiken. Such dir einen Frauenarzt, dem du vertrauen kannst. Das gibt dir Sicherheit und Freiheit zugleich!" K.

—— „Solange ich mich erinnern kann, habe ich mir Gedanken zu Gewicht und Essen gemacht. Ich hatte nie eine diagnostizierte Essstörung oder so, aber genau wie bei den meisten Frauen, die ich kenne, war der Gedanke ans Gewicht ein ständiger Begleiter.

Jetzt aber nicht mehr. Seit ich schwanger bin, geht es halt nicht mehr nur um mich. Ich genieße wirklich, mir selbst *(und meinem Baby)* etwas Gutes zu tun! Nicht dass ich mir eine Unmenge an Süßigkeiten gönne oder so — nein, ich esse schon gesund.

Aber das schlechte Gewissen ist weg. Wenn ich spätabends ein Käsebrot oder Schokolade essen möchte, dann mache ich das einfach. Ohne zu zögern oder Reue. Ich hoffe, ich werde diese Leichtigkeit nach der Schwangerschaft behalten!" J.

# 1.Trimester

(1. – 12. SSW)

Wann hast du erfahren, dass du schwanger bist,
und wie hat sich das angefühlt?

-------------------------------------------------

-------------------------------------------------

-------------------------------------------------

Wie hat dein Partner reagiert?

-------------------------------------------------

-------------------------------------------------

-------------------------------------------------

Freust du dich, deinen Freunden und deinen
Eltern davon zu erzählen?

-------------------------------------------------

-------------------------------------------------

-------------------------------------------------

-------------------------------------------------

Welchen Zeitpunkt suchst du dir dafür aus?

-------------------------------------------------

-------------------------------------------------

-------------------------------------------------

-------------------------------------------------

# Zum

Wie geht es dir?

- - - - - - - - - - - - - - - - - - - - - - - - - - - - - - - -

- - - - - - - - - - - - - - - - - - - - - - - - - - - - - - - -

- - - - - - - - - - - - - - - - - - - - - - - - - - - - - - - -

Was ist das Erste,
das du für dein Baby besorgen wirst?

- - - - - - - - - - - - - - - - - - - - - - - - - - - - - - - -

- - - - - - - - - - - - - - - - - - - - - - - - - - - - - - - -

- - - - - - - - - - - - - - - - - - - - - - - - - - - - - - - -

Worüber machst du dir Gedanken in
Zusammenhang mit dem Elternwerden?

- - - - - - - - - - - - - - - - - - - - - - - - - - - - - - - -

- - - - - - - - - - - - - - - - - - - - - - - - - - - - - - - -

- - - - - - - - - - - - - - - - - - - - - - - - - - - - - - - -

Worauf freust du dich am meisten?

- - - - - - - - - - - - - - - - - - - - - - - - - - - - - - - -

- - - - - - - - - - - - - - - - - - - - - - - - - - - - - - - -

- - - - - - - - - - - - - - - - - - - - - - - - - - - - - - - -

**Ausfüllen**

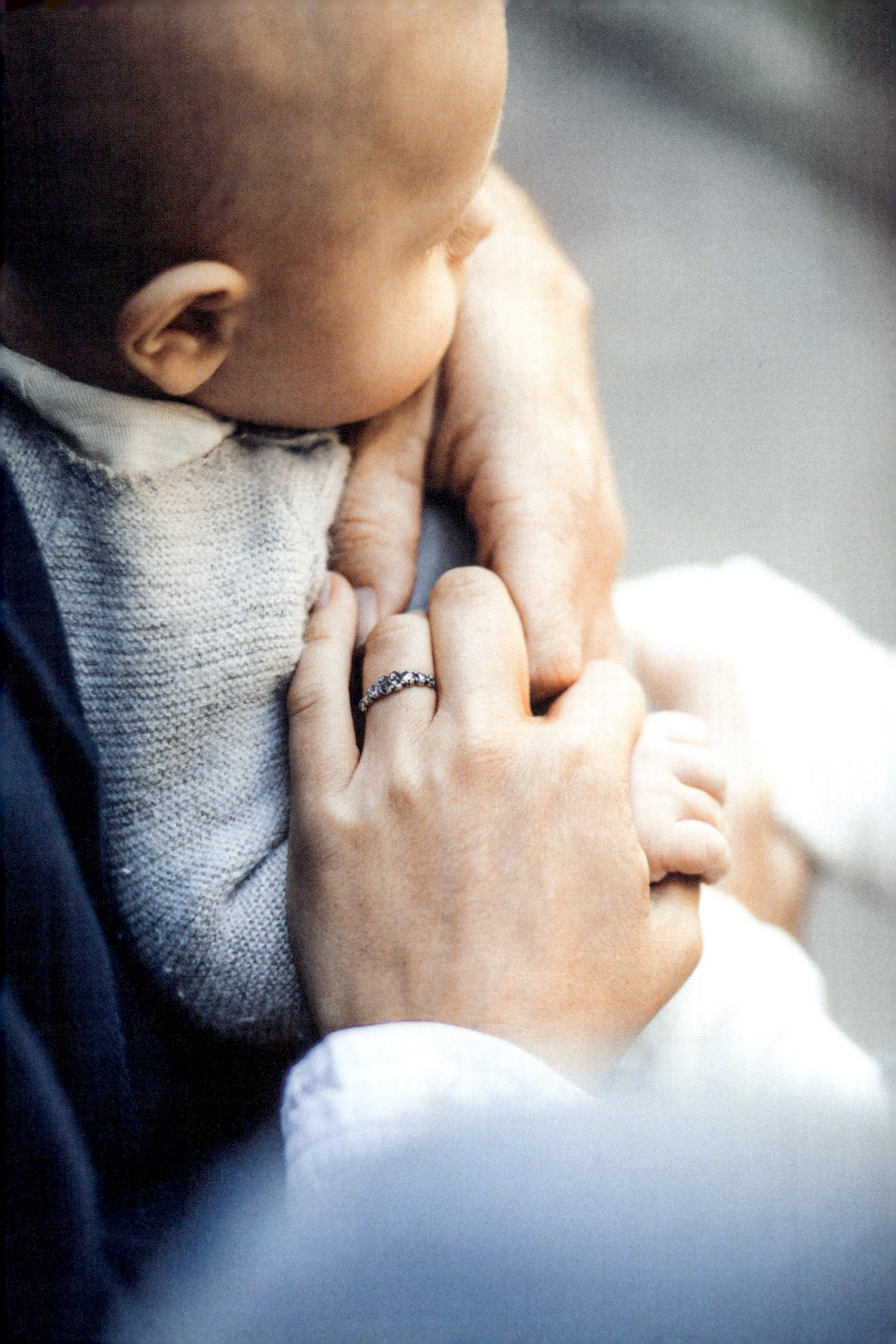

# 03

## Sorgen, Ängste und Erwartungen

Pläne machen.
Karriere.
Geld. Beziehungen.
Freundschaften.
Liebe. Sex.
Rollenverteilung.
Und darüber
sprechen.

Ich habe Angst.

Angst, dass mich das Mamawerden verändern wird. Angst, dass ich mich so sehr verändern werde, dass alles um mich herum, was ich heute liebe, sich auch verändern muss.

Ich habe Angst, dass ich Dinge zulassen werde, die eigentlich gegen meine Prinzipien sind. Weil ich einfach müde bin. Oder weil ich von meinem Mann abhängig geworden bin. Überhaupt von jemandem finanziell abhängig zu werden, ist gegen meine Grundprinzipien.

Vor Abhängigkeit hatte ich immer Angst. Ich habe Angst, dass sich ungleiche Rollenverteilungen einschleichen, weil es einfacher scheint. Dass ich hinnehme, meine tiefsten Träume beiseitezuschieben, weil mir gar nicht auffällt, dass das passiert. Oder ich zu müde bin, um für sie zu kämpfen. Oder dass ich es tue, weil ich weniger verdiene als mein Mann und daher meine eigene Arbeit geringer einschätze. Dass ich mich verändere und es erst merke, wenn es zu spät ist. Dass mein Mann es zulässt, dass ich mich verändere, weil es für ihn und seine Karriere einfacher ist. Dass ich eines Tages dastehe und mein Leben nicht mehr leiden kann. Davor habe ich Angst.

Ich habe auch Angst, dass meine Identität zum bloßen Mamasein schrumpft. Dass eine Art Mutteridentität plötzlich das echte Ich schluckt und dass mein Umfeld mich in Zukunft in erster Linie als Mama wahrnimmt. Mamasein wird bald für immer ein Teil meiner Identität sein, aber ich bezweifle, dass es mich komplett übernehmen wird.

Meine größte Angst aber ist, dass wir, mein Freund und ich, uns verlieren werden. Dass wir uns doch nicht verstehen und nicht respektvoll miteinander umgehen. Eigentlich gibt es überhaupt keine Anzeichen dafür, aber Angst habe ich trotzdem davor. Weil es mein Albtraum wäre.

Versteh mich nicht falsch, ich möchte Veränderungen. Das Leben besteht ohnehin aus ständigen Veränderungen. Es ist lange her, dass ich es tatsächlich lustig fand, um die Häuser zu ziehen. Ich freue mich darauf auszumisten. Es gibt viele Veränderungen, die mir guttun werden. Manche Beziehungen – beruflich wie privat – werden sich aus natürlichen Gründen verändern oder enden. Ich habe tatsächlich keine Angst vor dieser riesengroßen Verantwortung, die ein Kind bedeutet. Auch das Bewusstsein, dass mich jetzt für lange Zeit mein Kind begleiten wird, macht mir keine Angst. Ich habe keine Angst, dass mir die Liebe fehlen könnte. Ich habe auch keine Angst, dass ich keine gute Mutter werde.

Meine Angst dreht sich nicht um Veränderungen an sich, sondern um das Bewusstsein, dass Kinderkriegen einfach nicht alles ist. Ich will nur nicht „vertrocknen". Weil ich weiß, dass es mich unglücklich machen würde.

Eines Tages werde ich aus dieser Blase herauskommen und da will ich noch mein Leben – und meinen Freund – lieben. Und ich will weiter eine Identität haben, die nicht einzig und allein auf meiner Familie beruht.

Auch wenn Schwangersein wahnsinnig schön sein kann und sich fast wie eine kindliche, neun Monate andauernde Vorfreude auf Weihnachten anfühlt, die man zu zweit erlebt, bringt sie auch Unsicherheiten. Die Schwangerschaft und die erste Zeit mit deinem Baby kann wirklich eine wunderschöne Blase sein, aber sie bedeutet auch oft viele Prüfungen für die Beziehung. Mir hat es gutgetan, darauf eingestellt zu sein, um viele unnötige Irritationsmomente zu vermeiden.

Viele meiner Freundinnen haben mir gesagt, wie wichtig sie dieses Kapitel für ein Schwangerschaftsbuch finden. Finanzen, Rollenverteilung, Beziehung und Sex. Die meisten Eltern werden über diese Themen nachdenken – oder diskutieren – in den nächsten Jahren. Die Schwangerschaft – und die Zeit danach – sieht zwar bei Instagram wunderschön aus, aber dieser rosa Schleier liegt in den meisten Fällen nicht dauerhaft über der Situation. Ich weiß, es ist super unromantisch, sich damit zu beschäftigen, aber ich würde sagen, dass es absolut notwendig ist.

# Reden, reden, reden

Sorgen und Ängste haben die meisten Eltern, die ein Kind erwarten. Und falls du welche hast, dann sind das sicherlich nicht dieselben wie meine. Bei meinen Gesprächen haben Frauen mir von Erwartungen – und Enttäuschungen – über das Engagement des Partners erzählt. Manche machten sich Gedanken, weil es keinen Partner gab. Andere hatten Angst vor der Geburt. Oder Sorge um die Gesundheit des Kindes. Angst, das eigene Verlangen nach Sex nicht wiederzufinden, oder dass der Partner nicht mehr will. Irritation darüber, dass der Partner nicht weiß, in welcher Woche man ist. Angst, dass der Partner seine Geduld verliert und die Schwangerschaftslaunen nicht mehr aushält. Respekt vor der Verantwortung für ein neues Leben. Sorgen darüber, wie du nach der Elternzeit Karriere und Kind kombinieren kannst. Vielleicht kannst du keine Elternzeit nehmen und machst dir Sorgen darüber, was es für die Beziehung zu deinem Kind bedeuten wird. Vielleicht gibt es Geldsorgen. Oder, wie bei mir, Angst vor einer traditionellen Rollenverteilung und was so eine Veränderung mit mir und unserer Liebe machen könnte. Egal was es ist, es hat keinen Sinn, das allein mit sich auszumachen. Geteiltes Leid ist halbes Leid, wie man so schön sagt. Und vieles kann man sowieso nicht alleine lösen!

Ich hatte auf jeden Fall das Bedürfnis, über meine Ängste zu reden in der Schwangerschaft. Denn meine größte Angst war, dass wir uns nicht verstehen oder dass wir unterschiedliche Vorstellungen haben hinsichtlich der Rollenverteilung. Ich wollte, dass wir auf einer Wellenlänge sind. Das hat mir und meinem Freund sehr gutgetan.

Im Nachhinein betrachtet bin ich sehr erleichtert, dass meine Sorgen sich kaum bestätigt haben. Ich bin mir selbst treu geblieben. Reisen kann ich immer noch. Mein Freundeskreis hat sich wenig verändert, und meine kinderlosen Freunde sind geblieben. Wir haben aber auch neue Freunde mit Kindern dazugewonnen. Wenn Freunde zu uns zum Abendessen kommen, wird mal über Kinder geredet, aber noch mehr über andere Sachen im Leben. Die meisten Eltern, die ich kenne, wollen auch nicht nur über Kinder reden.

Eigentlich ist es sehr einfach: Ich rede ja auch nicht ständig mit meinen Freunden über meinen Freund, den ich genauso sehr liebe wie meinen Sohn. Echte Freunde werden sich weiter für dein Leben interessieren – auch wenn sich ein Teil davon jetzt um dein Kind dreht. Und du wirst dich weiter für *deren* Leben interessieren und ihr Leben nicht als „unerfüllt" bewerten, nur weil es keine Kinder beinhaltet. (Ja, so etwas gibt es tatsächlich.) Einfach leben und leben lassen. Gegenseitiger Respekt und Verständnis.

Auch meine Mama-Freundinnen besprechen meistens eine Mischung aus Beruf, Beziehungen und neuen Geschäftsideen. Und Kinder. Aber am meisten sprechen wir über Beziehungen. Wie eine Freundin mal meinte: „Kinder erziehen ist nicht schwierig. Was schwierig ist, ist die Beziehung zu meinem Mann zu erhalten."

Natürlich gilt das nicht für jeden, und es ist tatsächlich nur ein Mythos, dass mehr Scheidungen im ersten Lebensjahr des Kindes passieren. Aber was stimmt, ist, dass die Liebesbeziehung auf eine harte Probe gestellt wird, wenn das Kind zur Welt kommt. Mir hat es sehr geholfen, dass ich immer die Paarbeziehung als Kern unserer Familie gesehen habe. Das bedeutet nicht, dass Lo weniger zählt als wir, aber es bedeutet, dass er nicht per se im Vordergrund steht. Wir sind ein Team zu dritt, wir sind alle gleich viel wert, und das Ziel in unserer Familie soll sein, dass alle glücklich sind – ohne dass das Wohl von einem von uns aufs Spiel gesetzt wird. Aber Lo ist aus der Liebe zwischen meinem Freund und mir entstanden, und es ist uns wichtig, dass diese Liebe weiterlebt. Noch braucht Lo nicht viel mehr, als sich geliebt und geborgen zu fühlen – und das kriegt er auf jeden Fall. Die Herausforderung ist aber immer, dass wir Eltern genug Zeit für uns bekommen – zu zweit und auch allein –, um Energie zu tanken. Meine Erfahrung ist, dass dies von Anfang an wichtig ist.

# Das liebe Geld

Ich weiß, Geld ist wieder so eine absolut unromantische Sache. Es ist für manche Frauen ein so unangenehmes Thema, dass sie es vollkommen ignorieren. Bitte macht das nicht.

Als deine Eltern heirateten (falls sie es taten), war die BRD ein Land, in dem verheiratete Frauen abgesichert waren. Sie kümmerte sich um die Kinder, und er brachte das Geld nach Hause. Sollte es zu einer Scheidung kommen, dann stand die Hälfte der Einkünfte der Frau zu – die Eltern haben ja gemeinsam für die Familie gearbeitet. Oft bekam in Westdeutschland die Mutter das Sorgerecht für die Kinder, und der Vater musste Unterhalt für alle Kinder und die Ehefrau zahlen. Das ist natürlich sehr vereinfacht, und egal was man davon hält, so sieht es rechtlich in Deutschland nicht mehr aus. Im Falle einer Scheidung wird heute erwartet, dass beide Elternteile Geld verdienen. Glaubt man den Prognosen, wird bei 75 Prozent der heute 35- bis 50-jährigen Frauen die gesetzliche Rente unter dem jetzigen Hartz-IV-Niveau liegen.[7] Das bedeutet weniger als 400 Euro pro Monat. Eigentlich heißt das, dass Mütter umdenken und sicherstellen müssen, dass sie nicht abhängig sind (und bleiben).

Das ist aber laut der Statistiken in Deutschland nicht der Fall. In keinem OECD-Land tragen Frauen mit Kindern so wenig Geld zum Familienhaushalt bei. Der durchschnittliche Anteil bei deutschen Paaren liegt bei 22,4 Prozent.[8] Da fragt man sich schon, ob den Frauen bewusst ist, *wie* abhängig sie sind. Nur in den neuen Bundesländern sieht es anders aus, aber das heißt auch, dass der Prozentsatz in den alten Bundesländern noch niedriger ist.

Bevor man das ehemalige Sicherheitsnetz Ehe schwächt und erwartet, dass beide Eltern gleich viel zum Familieneinkommen beisteuern sollen, muss ein neues Sicherheitsnetz her: die Möglichkeit zu guter und flexibler Kinderbetreuung, Ganztagsschulen und flexible Arbeitgeber. Ohne diese Unterstützung können nicht beide Eltern Vollzeit arbeiten. Voraussetzung dafür sind außerdem Väter, welche die Kinder von Anfang an mit aufziehen.

Das heißt, *egal wie* ihr die Rollenverteilung in eurer Familie plant, es macht Sinn, sich früh Gedanken zu machen – und faire Abmachungen mit seinem Partner zu schließen –, sodass keiner im Team im Falle einer Trennung vor dem Armutsrisiko steht. Und damit beide genug wertgeschätzt werden für das, was sie für die Familie tun.

# Elternzeit & Rollenverteilung

Jedes Paar muss für sich herausfinden, welche Rollenverteilung in der Familie für beide Partner passt. Aber achte darauf, dass es eine aktive Wahl ist, und sei offen dafür, wenn andere Familien anders handeln und entscheiden. Eine meiner größten Sorgen in Zusammenhang mit dem Elternwerden war, dass ich *automatisch* die Hauptverantwortung für unser Kind und unser Familienleben bekommen würde.

Ich nenne das „Projektleiterin für die Familie". Damit ist nicht ein Jahr während der Elternzeit gemeint, nein, ich rede von *project manager for life*, grundsätzlich die Gesamtverantwortung für das Kind zu übernehmen. Dass ich einfach diejenige in der Familie sein würde, die immer alles im Kopf behalten muss.

Es ist relativ einfach, Alltagsaufgaben aufzuteilen: waschen, kochen, putzen, aufräumen, zur Kita bringen usw. Was schwieriger aufzuteilen ist, ist die Organisation, um den Alltag zu gestalten. Diese Rolle landet meistens bei den Mamas. Und diese organisatorische Aufgabe frisst viel Zeit: an Geburtstage erinnern, den Schulranzen packen, Geschenke für Kitafreunde überlegen, Elternabende besuchen, darauf achten, dass die richtige Kleidung für die Jahreszeitenwechsel da ist – und das sind nur kleine Beispiele. Allein dafür verantwortlich zu sein wäre für mich persönlich keine Lebensaufgabe, die mich erfüllen würde. Zumindest nicht, wenn sie nicht anerkannt wird. Und diese Projektleiterrolle wird leider selten anerkannt. In 73 Prozent aller Haushalte mit Kindern in Deutschland sind die Frauen fürs Einkaufen, Kochen und die (Organisation der) Kinderbetreuung zuständig.[9]

Aber eigentlich lassen sich diese Aufgaben gut verteilen. Man darf dabei nur nicht vergessen, *dass es eine eigene Aufgabe ist*, alles zu koordinieren, die man auch als solche anerkennen muss.

Ich habe das Thema damals in der Schwangerschaft mit einer Frauenärztin besprochen. „Du wirst als Frau immer die Projektleiterin eurer Familie sein", lautete ihre Antwort. Das sehe ich anders.

Vielleicht ist das ein Teil meines kulturellen Erbes aus dem Norden, aber ich glaube, dass flache Hierarchien funktionieren, solange alle im Team damit einverstanden sind. Ich habe auch gute Beispiele aus meinen Interviews, die zeigen, dass es funktionieren kann. Allerdings hängt das ganz davon ab, ob alle an diesem Ziel arbeiten *wollen*.

Eine Sache ist ganz klar: Wenn ihr – langfristig betrachtet – *wollt*, dass die Aufgaben und Verantwortungen und die Freude an eurem Kind fair verteilt werden, dann macht ihr euch das Leben *sehr viel einfacher,* wenn ihr euch die Aufgaben von Anfang an teilt. Es ist deutlich schwieriger loszulassen, wenn man schon in den Rollen steckt. Es ist dann natürlich auch für den Partner schwieriger. Und für euer Kind ist es leichter, eine nahe Bindung zu euch beiden zu entwickeln, wenn die Aufgaben verteilt sind.

Das heißt jetzt natürlich nicht, dass du als Mama verantwortlich bist für die Rollenverteilung. Es heißt auch nicht, dass eine bestimmte Rollenverteilung richtig oder falsch wäre. Aber *du* bist verantwortlich dafür klarzumachen, wie du es dir vorstellst in der Zukunft. Und wenn du keine traditionelle Rollenverteilung möchtest, dann mach das von Anfang an deutlich und rede darüber. Das Gleiche gilt für Väter, die natürlich nicht nur Pflichten, sondern genauso viele Rechte haben wie wir Mütter.

# BERUF UND FAMILIE

<u>60 Prozent</u> der deutschen Eltern mit Kindern unter drei Jahren fänden es ideal, wenn sich beide Partner gleichermaßen in Beruf und Familie einbringen könnten. Drei Viertel der jungen Männer wollen eine Partnerin, die für den eigenen Lebensunterhalt sorgt. Insgesamt sehen es fast drei Viertel der Eltern als ideal an, wenn sich Paare gegenseitig bei ihren beruflichen Plänen unterstützen. Nur noch 10 Prozent der Eltern mit Kindern unter sechs Jahren finden das Alleinverdienermodell *(Mutter nicht berufstätig, Vater Vollzeit)* ideal. [10]

## SICH DIE ELTERNZEIT TEILEN

<u>Elternzeit</u> allein ist wie ein Bootcamp. Man wird in eine Rolle geworfen, die voller Herausforderungen und Glückserlebnisse steckt. Man geht daraus immer stärker hervor, weil man weiß, *dass man es auf seine eigene Art und Weise kann.* Es ist viel leichter, das zu lernen, wenn man in dieser Zeit alleine ist, das heißt allein Elternzeit genommen hat. In meinem eigenen Freundeskreis sieht die Standardaufteilung ähnlich aus wie der deutsche Durchschnitt: Mama ca. neun bis zwölf Monate Elternzeit (Schweden hat 16 Monate Elternzeit, davon sind 90 Tage individuell einsetzbar). Und zwei Monate gemeinsam. In den meisten Fällen reist man in dieser gemeinsamen Zeit oder man genießt die Zeit zu Hause als Familie. Die zwei Monate werden fast immer gemeinsam genommen. Das ist toll, und diese Teambildung ist bestimmt auch gut! Wann im Leben hat man sonst so eine Möglichkeit, ein Team zu sein? Aber du musst dir auch darüber klar sein, dass *Elternzeit zu zweit* keine Garantie dafür ist, dass der Vater seine selbstständige Rolle findet. Jedem Paar, das eine gleichberechtigte Rollenverteilung erreichen möchte, würde ich empfehlen, dass vor allem der Vater Elternzeit alleine mit den Kindern bekommt. Mehr zu diesem Thema im Kapitel „Vater werden".

# Kinder & Karriere

Beispiele von traditioneller Rollenverteilungen gibt es viele. Aber wenn ihr darüber nachdenkt, ob es Alternativen gibt zur traditionellen Rollenverteilung, dann ist hier eine Liste von Tipps für eine gleichberechtigte Familie:

## 01.

Teilt euch die Elternzeit
*Und lasst beide Eltern in der Hauptverantwortung sein.* In Deutschland nahmen 2015 35,7 Prozent der Väter Elternzeit, 80 Prozent davon nahmen für die Kinderbetreuung zwei Monate frei – die Mindestzeit, um einen Anspruch auf Elterngeld in den sogenannten Partnermonaten zu bekommen. Demgegenüber bleiben 92 Prozent der Frauen zehn Monate und länger zu Hause und übernehmen damit immer noch den Großteil der Familienarbeit.

## 02.

Optimal ist, wenn beide gleich lang Elternzeit nehmen
Nicht nur für euch selbst, denn je mehr Väter die Elternzeit nehmen, desto einfacher wird es für alle im Beruf. Je mehr sich Unternehmen darauf einstellen müssen, dass Menschen im gebärfähigen Alter Kinder bekommen – nicht nur Frauen –, desto einfacher wird es für alle in der Zukunft sein. Mittlerweile fangen in Schweden manche männerdominierten Unternehmen, wie zum Beispiel die Automobilindustrie, an, den verlorenen Lohn (in Schweden 20 Prozent) während der Elternzeit dazuzubezahlen, und werben damit. Aber der erste Schritt ist immer noch, dass die Väter ihre Elternzeit wichtig nehmen und *einfordern*. Mal ganz abgesehen davon, dass die Väter eine *ganz andere Bindung* zu ihren Kindern bekommen, wenn sie mehr Zeit mit ihnen verbringen können.

## 03.

Ihr müsst nicht perfekt sein
Traut euch, Freunde einzuladen, auch wenn es zu Hause nicht perfekt ist. Entschuldigt euch nicht, wenn ein Durcheinander herrscht. Sagt lieber: „Heute ist uns die Zeit zusammen wichtiger." Bestellt Pizza oder bietet gekaufte Muffins an. Das hilft auch dabei, dass alle weniger hohe Erwartungen an sich selbst stellen.

## 04.

Verantwortung teilen, wenn die Kinder krank sind
In deutschen Familien, in denen beide Eltern berufstätig sind, bleiben in 86 Prozent aller Fälle die Mütter zu Hause, wenn ein Kind krank ist. Egal wie es bei euch aussieht, lasst es eine bewusste Entscheidung sein. Wenn euch beiden die Karriere wichtig ist, ist es nicht falsch, sie auch gleichwertig zu behandeln – auch wenn man unterschiedlich verdient. Zu Hause bei den Kindern zu bleiben tut der Eltern-Kind-Beziehung gut – auch Väter haben ein Recht darauf.

## 05.

Lasst den anderen auf seine eigene Art Eltern sein
Lasst euren Partner seine/ihre eigene Elternrolle finden. Vielleicht geht es langsamer, vielleicht macht er/sie es anders als du. Aber wer sagt denn, dass dein Weg immer der richtige ist? Es wird eure Kinder nur bereichern, wenn sie sehen, dass man eine Sache auf verschiedene Art und Weise machen kann.

## 06.

Schaut eure Finanzen an

Im Falle einer Trennung ist die Heirat keine Garantie für Sicherheit mehr. Geschiedene Frauen sind die armen Rentner von morgen. Falls ein Elternteil für die Familie mehr arbeitet, ist es sinnvoll, für beide zu sparen. Wird Rente für beide einbezahlt? Was kann man tun, um nicht in finanzielle Unsicherheit zu kommen? Traut euch darüber zu reden!

## 07.

Setzt den Schwerpunkt auf die Familie und arbeitet Teilzeit – beide

Statt dass die Frau 80 Prozent arbeitet, arbeiten beide 90 Prozent. Es wirkt sich gleich aus auf eure Karrieren und tut allen in der Familie gut. Manche schwedischen Familien, mit denen ich gesprochen habe, arbeiten jedes zweite Jahr Teilzeit. Schaut, was für euch funktioniert.

## 08.

Teilt die Projektleiterrolle auf!

Die größte Arbeit, die selten anerkannt wird, ist die des Projektleiters in der Familie. Teilt euch diese Arbeit auf! Wechselt euch ab mit den Wochen, in denen der hauptverantwortliche Elternteil zuständig ist. Der Hauptverantwortliche bleibt dann zu Hause, falls die Kinder krank werden, besorgt Geschenke, organisiert Geburtstagspartys, packt die Taschen usw. Dann müssen nicht beide alles im Kopf behalten. Aber trau dich loszulassen – auch

wenn es nicht so läuft, wie du es selbst gemacht hättest.

## 09.

Wechselt euch ab, wer das Kind von der Kita abholt

Dass immer einer derjenige ist, der das Kind von der Kita abholt, ist der Normalfall, der nicht unbedingt der Karriere guttut. Teilt euch die Tage – oder die Wochen – auf, dann kannst du an diesen Tage länger arbeiten, oder etwas für dich selbst tun.

## 10.

Und nicht vergessen:

Wenn man jemanden liebt, dann will man, dass diese Person ihr volles Potential ausschöpfen kann. Das gilt für alle in der Familie.

# „Im Osten waren alle Mamas Rabenmütter. Das darf man nicht vergessen." A.

—— „Ich glaube, wir waren ganz gut darin, uns vorher klarzumachen, dass sich unser Leben ändern würde, und haben darüber geredet, wie wir die Aufgaben teilen. Man darf nur nicht aufhören mit dem Reden. Denn es ist noch mal ein Riesenunterschied, zumindest für mich, sich bewusst auf das Baby einzustellen und tatsächlich ein Baby zu haben. Seit er da ist, müssen wir uns immer wieder neu die Bälle zuspielen und darauf achten, dass nicht alle gleichzeitig zu Boden fallen." L.

—— „Wenn ich wirklich ehrlich bin, dann muss ich zugeben, dass ich vor allem in meiner Beziehung bleibe, weil ich abhängig bin. Mein Mann weiß das auch, ich habe es ihm gesagt. Es muss sich was ändern, sonst schaffe ich es nicht.

Ich habe zwei Kinder großgezogen, und ich war für alles verantwortlich — außer Geld zu verdienen. Es war auch gut so, und wir waren glücklich. Jetzt sind meine Kinder groß genug, so dass ich zurück ins Arbeitsleben könnte, aber mein Mann will das nicht unterstützen. Auch wenn ich arbeite, bin ich für alles verantwortlich — Haushalt, Kinder, Koordination. Alles, was ich selbst verdiene, gebe ich für Haushaltsausgaben aus. Wir sind nicht verheiratet und haben getrennte Finanzen. Ich weiß nicht mal, was mein Mann verdient oder was er ausgibt. Wir haben nur eine Haushaltskasse. Dieses Gefühl, auf ihn angewiesen zu sein, ist mittlerweile furchtbar. Wenn ich gehen würde, wären unsere Kinder und ich auf einem sehr anderen Lebensniveau. Das kann ich meinen Kindern nicht antun. Ich liebe ihn, aber ich bin vollkommen abhängig von ihm. Und diese Abhängigkeit ist wie Gift für die Liebe.

Also bleibe ich. Aber ich würde jeder werdenden Mama raten, das Thema Geld zu klären. Du musst dich sicher fühlen." K.

—— „In der ersten Schwangerschaft haben wir 50/50 Elternzeit geteilt. Erst ich sieben Monate und dann er sieben Monate. Es war gut, aber ich fand es noch besser beim zweiten Kind. Da war ich drei Monate zu Hause und danach war er drei Tage die Woche zu Hause und ich zwei. Ich habe es geliebt und konnte beide, Baby UND Arbeit genießen.

Ich würde jeder Selbstständigen raten, alles zu machen, um wirklich in der Elternzeit präsent sein zu können. Sie einfach genießen. Versuch nicht beides zu machen. Für mich war diese 2/3-Tage-Aufteilung perfekt, weil ich auf meine Tochter fokussiert sein konnte und dann auch noch voll auf meine Arbeit konzentriert war an den anderen Tagen. Natürlich war es bei uns besonders einfach, weil mein Mann, während ich gearbeitet habe, wertvolle Zeit mit unserer Tochter verbringen konnte." J.

# Selbstständig sein und Mutter

Es gibt kaum eine Lebenssituation, die von außen betrachtet besser aussieht: Wir lesen ständig von Supermamas, die sich durch die Mutterschaft getraut haben, ihre langweilige Festanstellung hinzuschmeißen und sich selbstständig zu machen. Flexibilität und die Möglichkeit, Familie und Karriere zu kombinieren, sind oft erwähnte Gründe. Kontrolle über die eigene Zeit ist allerdings etwas anderes. In diesen Magazinen scheint es ein Kinderspiel zu sein: supererfolgreiche Mamas mit Kids beim Backen in der Küche oder draußen in der Natur etwas Kreatives bastelnd, oder beim Morgenyoga und dazu noch Zeit für sich. Genau so läuft das dann – oder?

Aber sieht die Wirklichkeit in Deutschland echt so aus? Bei mir, und den meisten meiner Freundinnen, die ihr eigenes Business gegründet haben, heißt Selbstständigkeit meistens eine mehr als Vierzig-Stunden-Arbeitswoche. Und man ist fast nie vollkommen „off-work". Das staatlich unterstützte Kinderbetreuungsangebot wächst zwar in Deutschland, aber es ist weit davon entfernt, flächendeckend und flexibel zu sein. Die meisten deutschen Eltern sind immer noch vollkommen abhängig von Unterstützung durch die Familie und private Betreuungsalternativen.

Wenn man nicht aufpasst, kann Selbstständigkeit auch zu einer modernen Gleichberechtigungsfalle werden. Ich habe wenige Männer getroffen, die Vaterwerden als Grund dafür erwähnt haben, ein eigenes Business gründen zu wollen. Keiner hinterfragt dich als Festangestellte, wenn du bis abends im Büro sein musst. Aber Selbstständige, die theoretisch die *Möglichkeit* haben ihre Kinder schon früher aus der Kita zu holen, spüren schneller – zu Unrecht – ein schlechtes Gewissen. Oder andersherum, man hat ein schlechtes Gewissen, weil man die Liste der Mails nicht geschafft hat. Und ein schlechtes Gewissen zu haben ist definitiv nicht gut.

Ich will damit nicht sagen, dass Selbstständigkeit mit Baby nicht funktioniert. Aber man muss sich des Risikos bewusst und auch im Klaren darüber sein, *warum* man es tut, und ein Auge darauf haben, dass man nicht das Ziel aus dem Blick verliert. Und wenn das Ziel die Gründung eines erfolgreichen Unternehmens ist, dann lässt sich das einfach oft schwer mit weniger Arbeitszeit verbinden.

# —— „Ohne unsere Putzhilfe würden wir es nicht schaffen." L.

—— „Informiert euch gut bzgl. Elterngeld/Elternzeit. Sucht euch einen guten Steuerberater. Überlegt euch, wie ihr die Kinderbetreuung regelt, und macht nicht zu lange Pause! Es schadet dem Kind nicht, wenn es nicht ständig an euch klebt! Scheißt auf das schlechte Gewissen, das einem in Deutschland gemacht wird!" M.

—— „Such dir eine Bürogemeinschaft, damit dir zu Hause nicht die Decke auf den Kopf fällt. Außerdem hast du so eine klare räumliche und zeitliche Trennung zwischen Privatem und Beruflichem." K.

—— „Baut euch ein Netzwerk auf und sagt den Kunden nicht unbedingt, dass ihr ein Kind bekommt." F.

—— „Nur weil du selbstständig bist, musst du nicht bis zum Tag vor der Geburt arbeiten! Mach dich locker! Ich habe fünf Monate vor der Geburt aufgehört zu arbeiten... und das war prima." L.

—— „Versuche, vor der Geburt so viel zu organisieren und abzuschließen wie möglich. Danach gibt es eventuell am Anfang keine Chance mehr, Jobs fertigzustellen. Hab keine Angst davor, wie es weitergehen wird. Vertrau in dich selbst. Stresse dich nicht. Versuche unerreichbar zu sein zwischendurch, gönne dir eine Auszeit." K.

—— „Organisiert die Zeit nach der Geburt so früh wie möglich so, dass ihr die ersten Wochen nach der Geburt nichts mit Arbeit zu tun habt, sondern euch ausschließlich auf das Baby konzentrieren könnt. Ich würde empfehlen, sich eine Elterngeld-Beratung zu leisten, da die Selbstständigkeit der Mutter von der Norm abweicht und damit alles kompliziert macht..." S.

—— „Besorg dir einen Babysitter. Besser: zwei. Noch besser: drei, zwischen denen du wechseln kannst. Eine Freundin hat mal gesagt: ‚Man muss sich seine Freiheit erkaufen.' Ich fand das erst mal übertrieben, aber es hat sich bewahrheitet: Man braucht Hilfe (nicht nur als Freiberufler, aber gerade dann). Ohne meinen Mann könnte ich auch nicht so arbeiten, wie ich arbeite. Den teile ich allerdings mit niemandem." M.

# Sex

Natürlich kann man Sex haben, wenn man schwanger ist. Alle anderen Ratschläge sind Quatsch. Solange die Schwangerschaft normal verläuft, bedeutet Sex kein Risiko für euer Baby oder dass du Infektionen bekommst. Also, macht einfach weiter, solange ihr Lust habt und ihr euch wohlfühlt. Falls du Blutungen oder Bauchweh bekommst, solltest du dich natürlich gleich beim Frauenarzt oder der Hebamme melden.

Sex kann wahnsinnig gut sein in der Schwangerschaft, und manche Frauen haben auch noch mehr Lust als sonst. Glückwunsch an alle, die sich besonders weiblich und sexy in ihrem Körper fühlen, wenn sie schwanger sind! Es ist aber genauso normal, dass man sich unbehaglich fühlt in seinem Körper und sich die Vorstellung, Liebe zu machen, daher einfach ganz weit weg anfühlt. Auch ist es nicht ungewöhnlich, dass Männer sich unwohl fühlen beim Gedanken zu dritt Sex zu haben. Versucht auf jeden Fall, die Nähe zu behalten, auch wenn die Lust zum Sex fehlt oder es nicht geht. Küsse, Umarmungen, gemeinsam duschen oder baden und vor allem über Gefühle reden. Es ist nie eine gute Idee, nur vermuten zu wollen, was der andere spürt und denkt.

Was ich aus meinen Interviews für dieses Buch herauslese, ist, dass Sex während der Schwangerschaft weniger leidet als durch die vielen Veränderungen im ersten Jahr nach der Geburt. Manchmal liegt es daran, dass die Lust fehlt, manchmal dauert es einfach, bis man nach der Geburt wieder ganz geheilt ist. Ich habe darüber mit Dr. Moa Linner gesprochen. Sie ist eine schwedische Frauenärztin und beschäftigt sich mit Schmerzen beim Geschlechtsverkehr, unter anderem mit Schmerzen, die durch die Entbindung verursacht wurden. Auf der nächsten Seite sind ihre Tipps.

# Zehn Gedanken zum Thema Sex

## *Dr. Moa Linner*

**01.** Warte nicht auf Inspiration. Sex ist ein Naturbedürfnis, das gestärkt wird durch sexuelle Aktivität. Das heißt einfach — vorausgesetzt deine Beziehung ist gut -, je mehr Sex du hast, desto mehr willst du auch davon. Die beste Investition in eine glückliche Familie sind für die Eltern also Nähe, Liebe und regelmäßiger Sex. Falls du Sex haben möchtest und trotzdem merkst, dass du ein automatisches NEIN gegenüber Sex empfindest, ist es sinnvoll, sich zu fragen, warum das so ist.

**02.** Vergiss nicht deine eigenen Bedürfnisse zu identifizieren. Wenn deine persönlichen Bedürfnisse nach Schlaf und Zeit für dich nicht erfüllt werden, wird es schwierig, Lust zu bekommen. Wenn dein Bedürfnis nach Zeit für dich nicht zufriedengestellt ist, kann es auch schwierig werden, für jemand anderen da zu sein — auch sexuell. Achtet darauf, dass ihr beide die Zeit bekommt, die ihr braucht.

**03.** Reden, aber nicht alles zerreden.

**04.** In der ersten Zeit nach der Geburt ist oft das Bedürfnis nach Nähe zwischen Männern und Frauen ungleich verteilt. Das hängt damit zusammen, dass Frauen, die stillen oder länger Elternzeit nehmen, einfach viel mehr Haut-zu-Haut-Zeit mit ihrem Baby bekommen und dadurch ein Teil ihres Nähebedürfnisses befriedigt ist.

**05.** In der Stillzeit werden bei vielen Frauen die Schleimhäute in der Scheide trocken, weil der Östrogenspiegel im Blut niedrig ist. Das kann zu Juckreiz, Brennen und zu Schmerzen beim Geschlechtsverkehr führen. Gleitmittel kann Abhilfe schaffen. Sollte das nicht ausreichen, sprich mit deiner Frauenärztin über die Möglichkeit, eine lokale Östrogencreme zu verwenden. Die hilft dabei, dass die Schleimhäute wieder feucht werden.

**06.** Für viele Paare ist der erste Sex nach der Geburt nicht das, was er einmal war. Bei vaginalen Geburten kann sich die Scheide verändern, und es kann bis zu einem Jahr dauern, bis alles beim Alten ist. Auch Orgasmen können anders sein. In der ersten Zeit nach der Geburt sind Orgasmen nicht selten schwächer als vorher. Auch das wird sich wieder normalisieren. Manche Frauen erleben, dass sich die Scheide dauerhaft verändert nach der Geburt. Das heißt aber nicht, dass das Auswirkungen haben muss auf das Sexleben. Auch wenn die Scheide größer geworden ist, fließt bei Lust das Blut ein, die Scheide schwillt an und wird eng. Mit dieser Schwellung haben übrigens auch Frauen eine Erektion. Und genau wie bei Männern kann die ganz schnell abklingen, falls man unterbrochen wird (zum Beispiel durch Babygeschrei). Nur man sieht es bei der Frau nicht so deutlich wie beim Mann. Aber genau wie bei Männern vergeht dann leicht die Bereitschaft oder die Lust, egal ob man schon feucht ist oder nicht.

**07.** Es ist zwar für viele nervig, aber doch, die Rückbildungsgymnastik, bei der du gezielt deinen Beckenboden stärkst, ist wichtig. Das hilft zum einen gegen Inkontinenz, aber unterstützt auch dabei, deine Lust nach der Geburt wiederzufinden. Die gute Nachricht ist: Ein Orgasmus ist eine großartige Form von Beckenbodengymnastik.

**08.** Gebt euch Zeit, wieder zueinanderzufinden. Aber falls ihr Sex haben *möchtet* und es sich nach sechs bis zwölf Monaten noch nicht gut anfühlt oder du Schmerzen hast oder an Inkontinenz leidest, ist es wichtig, dass ihr Hilfe sucht und bekommt! Wenn du dich nicht ernst genommen fühlst, such dir einen anderen Arzt.

**09.** Manchmal ist auch die Beziehung an sich der Grund dafür, warum man keinen Sex haben möchte. Dass man nicht küssen will, kann ein Zeichen dafür sein.

**10.** Auch wenn ich keinen Sex haben will: Kuscheln, Küssen und in die Augen schauen sind laut der Sexologen das wirkungsvollste Werkzeug, um die Lust zu behalten. Es ist einen Versuch wert, eine Weile ein „Geschlechtsverkehrsverbot" einzuhalten, aber trotzdem (allein) Sex zu haben, um die Lust wieder zu entfachen. Zum Beispiel: Kein Geschlechtsverkehr für drei Monate — aber in dieser Zeit zu versuchen, dreimal die Woche durch Masturbation zu kommen.

# —— „Mein Mann fand es komisch mit mir zu schlafen … er hatte das Gefühl, das Baby zu stören ☺ . " M.

—— „Während der Schwangerschaft war unsere Sexleben noch wie vorher, danach haben sich Beziehung und somit auch Sex sehr verändert. Müdigkeit, und dass wir keine gute Ausgewogenheit, in der Kinderbetreuung gefunden haben, führten dazu, dass wir uns auseinandergelebt haben. Ich habe mich oft allein gelassen gefühlt. Mein Leben drehte sich nur noch um die Kinder, während seins sich kaum verändert hat. " S.

—— „Während der Schwangerschaft viel Sexverlangen, danach eher weniger. " P.

—— „Sex in und nach der Schwangerschaft intensiv. " J.

—— „Ich hatte einen Muttermundverschluss, und daher konnten wir keinen normalen GV mehr haben wegen der hohen Infektionsgefahr — da mussten wir kreativ werden. Ich hatte viel Lust auf Sex und habe ihn als intensiver empfunden. Nach der Geburt fiel es mir schwer, mich fallen zu lassen. Es war mir jetzt wichtiger, lieber seltener, aber dafür innigeren Sex zu haben. " N.

—— „Ich bin seit der Geburt so wahnsinnig müde. Ich bin zwar physisch geheilt, aber meine Energie fehlt. Ich wünsche, dass jemand es mir — und meinem Mann — vorher gesagt hätte. Mein Sohn ist fast zwei und ich bin immer noch müde. " M.

—— „Ich hatte gar keine Lust während des ersten Jahrs. Aber ich glaube, je länger man wartet, desto schwieriger wird es. Und rede es nicht kaputt! Mach's einfach, es wird einfacher! " J.

—— „Meine Hebamme hatte mir erzählt, dass ich wahrscheinlich eine Weile nach der Geburt keine Lust auf Sex haben werde. Aber ich hatte totale Lust, von Anfang an! Allerdings habe ich mich voll schlecht gefühlt, weil ich keine ‚haben sollte'. " E.

—— „Am Ende hatten wir viel weniger Sex. Mein Freund dachte, ich will nicht mehr, und ich dachte, er will mich nicht mehr mit Bauch. Darüber haben wir aber erst spät gesprochen. Das erste Mal nach der Geburt war aufregend und dann eigentlich doch wie immer. " E.

—— „Man muss sich nicht schämen, wenn man das Licht ausmachen möchte. Es ist okay. " J.

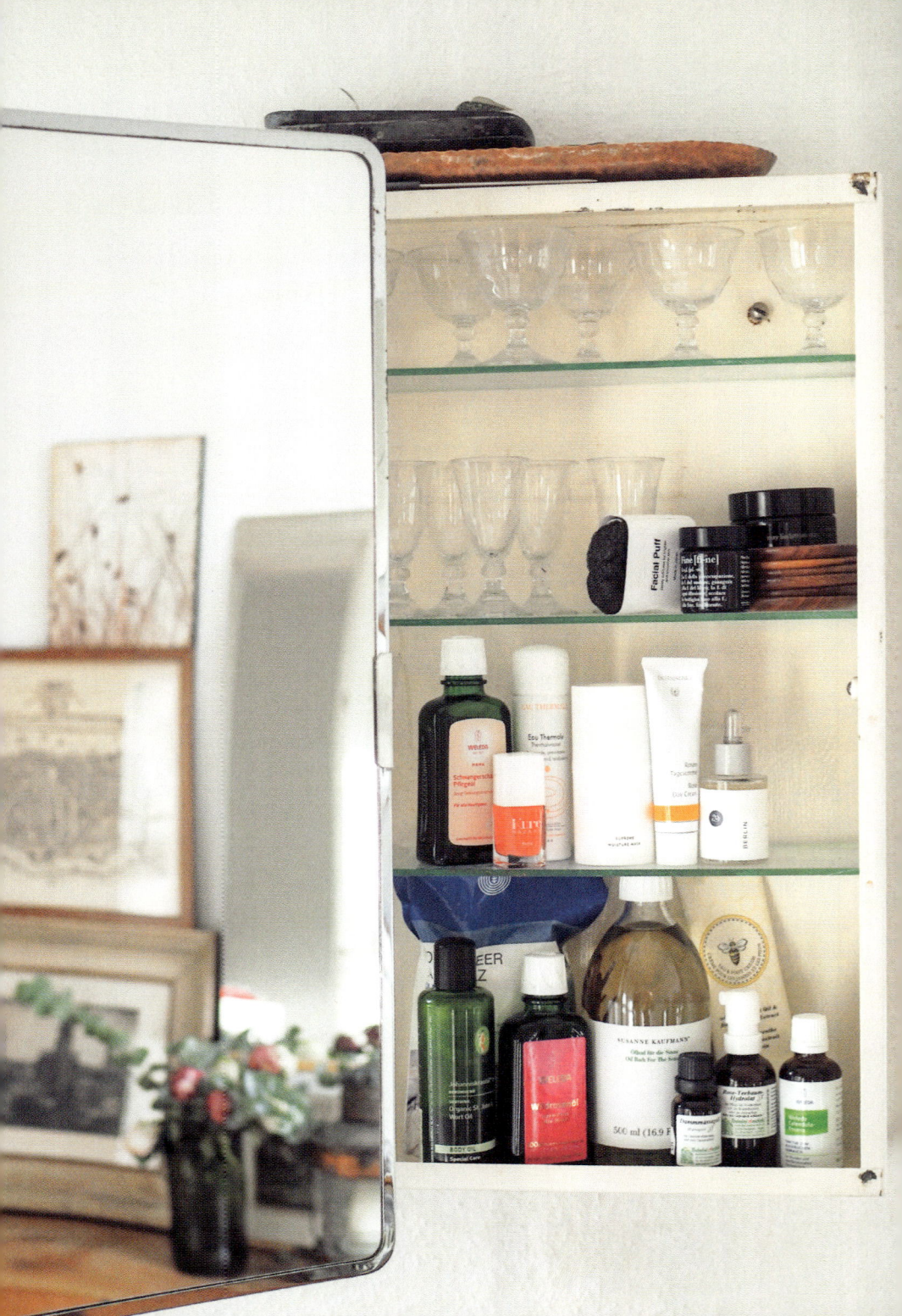

# 04

## <u>Style und Wohlbefinden</u>

Okay, ich gehe auseinander. Aber wie fühle ich mich jetzt weiter wohl in meiner Haut? Lieblingstipps, um fit zu bleiben und Style zu behalten.

Ich habe eine Freundin, die sich bei Crossfit angemeldet hat, sobald sie das PLUS-Zeichen auf dem Schwangerschaftstest sah. Sie war sicher noch nie so fit wie während ihrer Schwangerschaft. Genauso werde ich es auch machen, dachte ich. Ich werde gegen jeden körperlichen Verfall kämpfen!

Als es dann so weit war, kam alles ganz anders. Schon in der vierten Woche war ich todmüde. Ich zwang mich, weiter meine täglichen Spaziergänge zu machen, aber jede Yogastunde war die reinste Qual. Nachdem ich in der neunten Woche bei meiner Yogalehrerin Michaela tatsächlich während der animierenden Vormittagsstunde einschlief, habe ich auch den Yogaunterricht aufgegeben.

In der 20. Woche bekam ich dann allerdings Rückenprobleme, und nach einer Stunde Osteopathie (meine Rettung!) wurde mir klar, dass ich irgendeinen Sport machen *musste*, wenn ich nicht weitere zwanzig Wochen leiden wollte. So ging ich zurück zum Yoga und zu täglichen Spaziergängen. Mein Bauch war relativ klein, sodass ich bis in die 35. Woche Yoga machen konnte. Und Fahrrad fahren auf meinem Herrenrad ging bis einen Tag vor der Geburt.

Wie wir uns fühlen, wenn wir schwanger sind, ist so unterschiedlich, wie wir Frauen auch sonst verschieden sind. Viele Frauen blühen auf und empfinden die Schwangerschaft als eine Zeit, in der sie entspannt zu sich finden und sich Zeit für sich gönnen. Andere haben Probleme mit den körperlichen Veränderungen. Manche fühlen sich so unwohl in ihrer Haut, dass sie sich am liebsten wie ein Bär in den Winterschlaf verkriechen würden. Es geht dabei nicht notwendigerweise um das „Sich-zu-dick-Fühlen", sondern um Müdigkeit, Rückenschmerzen, Verstopfung, Wassereinlagerungen und, und, und.

Wenn du eine der Frauen bist, die ohne schaft erlebt — genieß es! Das ist toll! Und wenn nicht, dann ist es definitiv eine gute Zeit, um deinem Körper und deiner Seele so viel Gutes wie möglich zu gönnen — und dich verwöhnen zu lassen!

# Sich selbst annehmen

## *Dr. Megan Mitchell*

Rund 90 Prozent der Frauen sind unzufrieden mit ihrem Körper, eine Haltung, die sich über alle Altersgruppen erstreckt. [13] Während und nach der Schwangerschaft ändert sich für viele Frauen die Einstellung zum eigenen Körper, vor allem in den ersten drei Monaten und der Zeit nach der Geburt („Ich bin zu dick.") im Vergleich zum zweiten und dritten Trimester („Ich bin einfach schwanger.").

Verständlicherweise empfinden manche Frauen ihren Körper als „außer Kontrolle" während der Schwangerschaft, weil man einfach nicht weiß, wie sich der Körper währenddessen und danach verändern wird. [14]

Eine wirksamere Strategie ist es, diese Unsicherheit und Angst vor dem Unbekannten zuzulassen und sich darauf zu konzentrieren, den Körper so anzunehmen, wie er ist.

Wir müssen anerkennen, dass es *notwendig ist, dass sich unser Körper während unseres Lebens verändert.* Vor allem ist es biologisch notwendig, dass sich unsere Körperform während der Schwangerschaft ändert. Wir sollten diese Tatsache *feiern.* Und die Schönheit darin erkennen.

Sobald wir schwanger sind und eigentlich auch sonst, sollten wir aufhören mit Vergleichen wie „Mit zwanzig war mein Körper ..." oder „Wie ich damals aussah". Diese Vorstellungen sind unrealistisch und ungesund. Auch nach der Geburt ist es nicht hilfreich, wenn wir von unserer zukünftigen Figur erwarten, dass sie so ist, wie sie früher war. Wir müssen Selbstakzeptanz aufbauen, unabhängig davon, wie unser Körper aussieht.

Stattdessen sollten wir nach vorn schauen und uns erlauben, uns weiterzuentwickeln. Und souverän die erfahrene selbstbewusste Frau annehmen, die wir jetzt sind — sowohl körperlich als auch emotional.

Wir sollten uns als Luxusmodell sehen, als Upgrade, mit all den herrlichen körperlichen und emotionalen Veränderungen, zu denen es kommt, wenn man ein kleines Wesen empfängt, trägt und nährt.

# Style

Ob man sich viel Neues zulegen muss in der Schwangerschaft, ist nicht nur vom Körper abhängig, sondern auch vom Job. Ich habe meistens zu meinen alten Sachen gegriffen. Klassische Styles wie ein Bretonshirt, blickdichte Strumpfhosen und ein weißes Hemd sehen immer super aus – egal ob man schwanger ist oder nicht. Außerdem habe ich gerne Denim-Klassiker, Kleider mit Empireschnitt, A-Linien-Kleider und Hemden getragen.

Es gab aber zwei Kleidungstücke, die ich mir in der Schwangerschaft zugelegt habe, ohne die ich nicht ausgekommen wäre: meine schwarze Schwangerschaftsjeans und – ja, es klingt unsexy, aber ich schwöre darauf – meine medizinischen Kompressionsstrumpfhosen.

## GEGEN KRAMPFADERN

Die Kompressionsstrumpfhosen waren großartig und haben mich vor den allerschlimmsten Krampfadern bewahrt. Meine Mama hat diese unschönen Äderchen bekommen, während sie mit mir schwanger war, und ich war schon vor der Schwangerschaft besorgt, dass sie jetzt auch bei mir zuschlagen würden. Die Strumpfhosen sind nicht billig, deshalb sprich am besten mit deinem Frauenarzt. In der Schwangerschaft werden von vielen Krankenkassen Kompressionsstrumpfhosen bezuschusst.

Am besten holt man sich welche in mattem Schwarz. Die sind genauso chic wie „normale" blickdichte Strumpfhosen, und kein Mensch wird den Unterschied sehen. Zudem gehen sie praktisch nie kaputt! Ob man lieber Strumpfhosen oder halterlose Strümpfe trägt, ist natürlich Geschmackssache, aber denk daran, dass Kompressionsstrümpfe deutlich mehr Druck auf die Beine ausüben als normale Stay-ups und daher auch eine Fleischfalte oberhalb des Strumpfendes machen. Bei mir sahen die halterlosen Kompressionsstrümpfe scheußlich aus.

# SACHEN AUSLEIHEN!

<u>Ich habe immer wieder</u> von meinem Freund Teile ausgeliehen oder selbst in der Männerabteilung eingekauft. Große Männerhemden aus Oxford-Baumwolle sehen meiner Meinung nach einfach großartig aus bei Ladys! Auch im Krankenhaus und später im Wochenbett habe ich fast ausschließlich Männerhemden zu meinen Leggins getragen.

Frag deine Mama, ob sie noch etwas aufbewahrt hat. Wenn du Glück hast, findest du Sachen, die sowohl schöner als auch aus besserer Qualität sind als das, was es bezahlbar auf dem Markt gibt. Indian Print, Kleider oder Kaftane waren auch in den 1980er Jahren Mode. Aus den Kisten meiner Mama habe ich einige Lieblingsstyles ausgegraben, wie zum Beispiel eine hoch und weit geschnittene dunkelgrüne Cordhose von 1980. Die ist auch 35 Jahre später definitiv noch genauso toll.

Im fünften Monat habe ich mir eine schwarze Schwangerschaftsjeans zugelegt. Der Stoff war schon sehr dünn für meinen persönlichen Geschmack, aber ich muss zugeben, dass sie wahnsinnig bequem ist. Irgendwann habe ich nur noch diese Hose getragen, weil es die einzige Jeans war, die mir überhaupt noch gepasst hat. Trotzdem habe ich mich so darauf gefreut, diese Jeans nach der Geburt zu verbrennen. Das ist dann allerdings nicht passiert, denn diese Schwangerschaftshose war auch noch für einige weitere Monate nach der Geburt meine einzige bequeme Hose. Das war wirklich eine gute Investition.

# Interview

Interview mit Journalistin
Marlene Sørensen, Mutter von
Arlo, Buchautorin (*Stilvoll*)
& Bloggerin (*spruced.us*)

**MARLENE:** Es ist schon lustig. Als Schwangere bekommt man unendlich viele ungefragte Tipps, aber wo es schöne Schwangerschaftsmode gibt, verrät einem keiner. Liegt vielleicht daran, dass es so wenig Schönes gibt. Ganz so, als würden Schwangere mit wachsendem Bauch ihren Geschmack verlieren.

**MALIN:** Wo hast du eingekauft?
**MARLENE:** Tatsächlich habe ich wenig Umstandsmode gekauft, sondern bei Marken wie Cos eingekauft, die generell weite oder drapierte Schnitte anbieten, und die Teile einfach eine Nummer größer genommen. Ich war auch viel in der Männerabteilung, für T-Shirts, Pullover und Hemden.

**MALIN:** Männerhemden habe ich geliebt!
**MARLENE:** Ich auch! Gerade blau-weiß gestreifte Hemden gaben mir das Gefühl, gut angezogen zu sein, weil sie selbst zu Leggins eine Akkuratesse ausstrahlen. Ich mochte aber auch Denim-Hemden, Khakihemden, weiße Hemden … Schon allein deshalb die aus der Männerabteilung, weil man den weiten Schnitt irgendwann über dem Bauch – und einem eng anliegenden Kleid – knoten konnte.

**MALIN:** Ich habe Schwangere in enger schwarzer Kleidung immer als wahnsinnig schön und lässig empfunden. Aber mich hätte man mit diesen T-Shirt-Kleidern jagen können. Komisch, oder? Wie du habe ich weit geschnittene Kleider gefunden, die ich auch noch nach der Geburt tragen konnte. Manche in A-Linie, andere aus weich fallendem Jersey. Aber ich finde: Wer seinen Bauch herzeigen möchte, soll das unbedingt tun! Ein schwarzes T-Shirt-Kleid oder ein Tube-Rock können einfach toll aussehen. Was findest du an Schwangeren besonders gutaussehend?
**MARLENE:** Mir geht es wie dir: Eng anliegende Kleider – super an anderen, aber nichts für mich persönlich. Das Gleiche gilt für Denim-Latzhosen oder flatterige Hippie-Kleider. Reine Typfrage. Ich mag halt einen unkomplizierten Look. Mich selbst fand ich in einem Overall am schönsten, in den mein Bauch bis zum achten Monat passte.

68

MALIN: Wenn man schwanger ist, will man vielleicht nicht viel Geld für Sachen ausgeben, die man nur kurze Zeit tragen wird. Besonders umweltfreundlich ist das ja auch nicht. Hast du Tipps für Frauen, die nach Alternativen zu High-Street-Ketten suchen? Gibt es in Deutschland Firmen wie die kalifornische Marke Storq, die fair und nachhaltig produzieren?

MARLENE: Ich finde Boob – aus Schweden, aber in Deutschland erhältlich – sehr empfehlenswert, nicht nur für den sympathisch unverblümten Namen, sondern auch für die Verwendung nachhaltiger Materialien und sinnvoller Design-Kooperationen wie zuletzt mit Emma Elwin von Make It Last. Das Wickelkleid, das sie für Boob entworfen hat, gefiel mir auch nichtschwanger sofort. Aus dem gleichen Grund mag ich die Designs von Hatch Collection aus Amerika so sehr: spezifisch keine Umstandsmode, sondern Kleidung, die man in allen Umständen tragen kann. Zugegeben, die Teile sind nicht günstig, aber dafür hat man eben auch nach der Geburt noch etwas davon und somit nachhaltig gekauft. Ich habe gerade Almasanta entdeckt, ein Onlineshop für Eco-high-Fashion, die unter anderem Tuniken und Kaftane von Lemlem führen, Wickelkleider von Faithfull oder T-Shirts von Stateside. Daneben gibt es noch Hess Natur, eine deutsche Marke, die fair und in Bioqualität produziert, oder das Berliner Label Zazi Vintage, das aus Vintage-Stoffen tolle Kleider kreiert.

MALIN: Und was ist mit Unterwäsche?

MARLENE: Ich befürchte, irgendwann geht's nur noch mit Still-BHs. Wer's natürlich mag, findet zum Beispiel bei Hess Natur welche. Ich finde die Wäsche von Skin schön, die es unter anderem auch über Almasanta gibt, von Zimmerli oder von Araks, von denen die bügellosen BHs zumindest ein Stück weit mitwachsen. Die Sachen sind schlicht, aber sexy, und darüber freut man sich nach der Stillzeit mehr, als man je geahnt hätte.

MALIN: Gibt es noch etwas, das man einfach nicht vermeiden kann?

MARLENE: Bei Jeans muss man irgendwann nachgeben. Buchstäblich, weil sich der Bund der Lieblingsjeans nicht ewig mit einem Zopfgummi schließen lässt. Gap macht ganz vernünftige Umstandsjeans. Wer ein bisschen mehr ausgeben will: Dl1961, Page Denim oder J Brand.

MALIN: Hast du einen Lieblingstipp zum Wohlfühlen für Schwangere?

MARLENE: Ich habe in der Schwangerschaft eigentlich konstant im Büro gesessen, da war es wichtig, dass die Kleidung zwar bequem war, aber nicht unbedingt so aussah. Es passiert so viel mit dem Körper in dieser Zeit – Hallo, Bauch! Hallo, Brüste! Hallo, unübersehbarer Po! Dabei haben Stoffe geholfen, die nachgiebig sind und trotzdem was hermachen, wie Cashmere. Der Overall, den ich eben angesprochen habe, war zum Beispiel aus Seide.

**MALIN:** Was hast du dir gerne in der Schwangerschaft gegönnt?
**MARLENE:** Zu wenig. Ich hätte öfter zum Yoga, zur Massage, zur Pediküre gehen sollen. Meine Schwangerschaft passierte fast nebenbei. Einerseits weil ich wohl einfach nicht der Typ bin, der völlig in einer Schwangerschaft aufgeht, und andererseits, weil ich das große Glück hatte, keine größeren Komplikationen zu erleben. Diese Beiläufigkeit bedeutete aber auch, dass ich mir wenig Zeit genommen habe, mehr nur für mich zu tun – ohne dafür wie jetzt den Termin mit meinem Mann zu koordinieren, einen Babysitter zu bestellen und das Ganze idealerweise gleich mit dem Einkauf im Supermarkt zu verbinden, was mit Kind einfach oft so ist.

## Pflege und Verwöhnen

Genau wie beim Essen liegen auch im Hinblick auf die Hautpflege die nationalen Empfehlungen auseinander. Als ich schwanger war, habe ich deswegen hauptsächlich den international gängigen Rat befolgt, dass ich mich bewegen muss und mich gut ernähren sollte. Viel mehr Gedanken habe ich mir nicht gemacht. Trotzdem sind meine Ausgaben für Wohlfühlprodukte und -behandlungen enorm gestiegen in der Schwangerschaft. Nicht unbedingt weil ich Angst hatte, meine üblichen Produkte zu verwenden, sondern weil ich mich selbst einfach ab Mitte der Schwangerschaft ständig verwöhnen wollte! Eine andere Veränderung war auch, dass ich deutlich mehr darauf achtete, ökologisch produzierte Produkte zu verwenden als vorher.

Wenn es um Hautpflege ging, habe ich mich auf Empfehlungen von Freundinnen verlassen. Ich glaube nicht, dass es viele „Must-have"-Produkte gibt – auch bei Hautgefühl und Geruchsempfinden sind wir alle unterschiedlich. Viele Frauen, mit denen ich gesprochen habe, fingen in der Schwangerschaft an, sich mehr für Bioprodukte zu interessieren, zum Teil auch weil es mit dem Blick auf unsere Kinder plötzlich noch stärkere Motive gibt, unseren Planeten zu bewahren. Außerdem tut sich im Moment sehr viel im Bereich ökologische Körperpflege. Man kann es auch als eine Möglichkeit sehen, gute und einfache Produkte für eine schnelle Morgenroutine zu finden. Die kann ziemlich praktisch sein, wenn das Baby dann da ist.

# Interview

Interview mit Hebamme
Christina Hinderlich,
Mutter von drei erwachsenen
Kindern und Expertin bei der
Naturkosmetikmarke *Weleda*

**MALIN:** Man sagt ja, dass schwangere Frauen einfach strahlen. Tun sie das wirklich, und gibt es dafür eine logische Erklärung?

**CHRISTINA:** Ja, es gibt eine ganz natürliche Erklärung dafür. Erst mal lagert man drei bis vier Liter mehr Wasser ein in der Schwangerschaft. Dazu erhöht sich das Östrogenlevel, sodass sich Falten zum Teil praktisch ausglätten. Das erhöhte Östrogenlevel in der Schwangerschaft führt übrigens auch dazu, dass der Körper Fettdepots am Bauch, an den Beinen und am Po bildet. Diese Depots werden für die Zeit nach der Schwangerschaft gebraucht werden.

**MALIN:** Meine große Frage hat mit Schwangerschaftsstreifen zu tun. Wie passe ich am besten auf meine Haut auf? Und kann ich da wirklich selbst etwas tun, oder liegt alles an meinen Genen?

**CHRISTINA:** Sich gesund zu ernähren, sich zu bewegen und die Haut einzuölen hilft. Proteinreiches Essen sowie Vitamine und mikronährstoffreiche Ernährung können helfen. Also, du kannst tatsächlich etwas dagegen tun, aber es gibt keine Garantien.

Wenn man früh anfängt und gutes Öl verwendet, dann hilft man der Haut gegen Trockenheit. Trockene Haut reißt schneller und bildet leichter Schwangerschaftsstreifen. Alle Frauen bekommen Schwangerschaftsstreifen, aber diese „Risse" sind unterschiedlich tief und daher nicht immer sichtbar. Das ist von der Haustruktur, aber auch von der Pflege der Haut abhängig. Je besser gepflegt, je mehr die Haut durchblutet ist, desto höher die Wahrscheinlichkeit, keine Streifen zu bekommen.

**MALIN:** Mir hat das Einölen morgens und abends sehr gutgetan. Es war fast wie eine Art Kommunikation mit diesem unbekannten Wesen in mir.

**CHRISTINA:** Ja, das Einölen hilft, die Bindung zum Kind aufzubauen. Aber es passt nicht zu jeder – es gibt auch Frauen, die sich nicht wohlfühlen, wenn sie sich selbst anfassen. Oder die generell keine Nähe mögen – was auch okay ist. Diese Frauen sollten aber auch versuchen sich regelmäßig zu berühren – um ein gutes Körpergefühl zu bekommen –, das brauchen sie auch für die Geburt. Und sobald das Kind da ist, wird es körperliche Nähe brauchen. Viele Frauen fühlen sich in ihrem veränderten Körper nicht wohl. Es gibt neue Rundungen, und vielleicht ist die Haut verändert. Seinen eigenen Körper beim Einölen anzufassen, vielleicht sogar vor dem Spiegel, kann helfen, diese Veränderungen am Körper leichter zu akzeptieren und als schön zu empfinden. Es ist ja wirklich ein kleines Wunder. Es ist faszinierend, was der Körper leistet. Und es wäre schön, wenn die Frauen sich auch für das Geschehen in ihrem Körper begeistern könnten, dann bekommen sie auch Vertrauen, dass ihr Körper ohne die ganze Medizin, wöchentlichen Kontrollen etc. schwanger sein kann. Vielen Frauen fehlt dieses Vertrauen, weil sie nicht verstehen, was ihr Körper mit dem Moment, wo Eizelle und Samenzelle miteinander verschmelzen, zu leisten beginnt. Ohne dass da jemand die Kontrolle drüber hat oder kontinuierlich nachschauen möchte, ob alles nach Plan läuft.

MALIN: Was ist bei der Wahl des Schwangerschaftsöls zu beachten?
CHRISTINA: Ich würde dazu raten, ein Schwangerschaftsöl oder eine Creme aus ungesättigtem Öl zu wählen. Gesättigte Öle, wie Paraffine oder Palmöl, legen sich eher wie ein Film auf die Haut. Ungesättigte Öle dagegen arbeiten tiefer. Weizenkeimöl beispielsweise beinhaltet auch noch Vitamin E.

MALIN: Manche der Frauen, mit denen ich gesprochen habe, verwenden biozertifiziertes, reines, kaltgepresstes Kokosöl, ist das auch gut?
CHRISTINA: Kaltgepresstes Kokosöl spendet zwar Feuchtigkeit, aber es ist gesättigt und legt sich auf die Haut. Hier würde ich eher Öle empfehlen, die reich an ungesättigten Fettsäuren sind, wie Mandelöl, Weizenkeimöl oder Sesamöl.

MALIN: Was ist mit ätherischen Ölen? Manche raten dazu, und manche raten ab. Was soll man glauben? Rosmarinöl, um den Kreislauf in Schwung zu bringen, Lavendel zur Entspannung, beides hat mir gutgetan in der Schwangerschaft.
CHRISTINA: Lavendel kann man bedenkenlos in der ganzen Schwangerschaft verwenden. Rosmarin tut auch gut, wobei es am Ende der Schwangerschaft Wehen auslösen kann. Was immer guttut bei niedrigem Blutdruck, ist ein Fußbad mit Rosmarinöl. Auch Rose ist etwas Tolles in der Schwangerschaft und im Wochenbett.

Wenn diese Aromen dafür sorgen, dass du dich in der Schwangerschaft wohlfühlst, dann tun sie dir etwas Gutes.

MALIN: Du hast lange Erfahrung als Hebamme, gibt es sonst etwas, was du schwangeren Frauen raten würdest?

CHRISTINA: Du weißt als Schwangere selber, was dir guttut und was nicht – nur weil die Hebamme oder die Freundin sagt, benutz das, das tut dir gut, muss das nicht bedeuten, dass du dich damit auch wohlfühlst. Hör darauf, was du magst, was dir dein Körper sagt, und vertraue darauf. Das ist für einige Menschen zu Beginn nicht leicht, aber es ist das, was später als Mutter auch deine Aufgabe ist – du musst für einen anderen Menschen, der dir sehr nah ist, Entscheidungen treffen, und nur du (und dein Partner) wissen, was dieser kleine Mensch wirklich braucht – denn ihr kennt ihn am besten, und du als Schwangere kennst dich am besten, also vertrau dir – ob es um Düfte, Essen, Öle, Untersuchungen … geht.

## PIGMENTFLECKEN

Der beste Vorsorgetipp für die Haut, den ich bekommen habe, gilt gleichermaßen für Nichtschwangere: Sich gegen die Sonne zu schützen. In der Schwangerschaft bekommen manche Frauen leicht Pigmentflecken im Gesicht, die dann später nur schwierig wegzubekommen sind.

# 2. Trimester

(13. – 24. SSW)

Besonderheiten beim letzten Arztbesuch:

- - - - - - - - - - - - - - - - - - - - - - - - - - - - - - - - - - - - -

- - - - - - - - - - - - - - - - - - - - - - - - - - - - - - - - - - - - -

- - - - - - - - - - - - - - - - - - - - - - - - - - - - - - - - - - - - -

Wie geht es dir?

- - - - - - - - - - - - - - - - - - - - - - - - - - - - - - - - - - - - -

- - - - - - - - - - - - - - - - - - - - - - - - - - - - - - - - - - - - -

- - - - - - - - - - - - - - - - - - - - - - - - - - - - - - - - - - - - -

Isst du etwas besonders gerne (oder gar nicht gerne),
seitdem du schwanger bist?

- - - - - - - - - - - - - - - - - - - - - - - - - - - - - - - - - - - - -

- - - - - - - - - - - - - - - - - - - - - - - - - - - - - - - - - - - - -

- - - - - - - - - - - - - - - - - - - - - - - - - - - - - - - - - - - - -

- - - - - - - - - - - - - - - - - - - - - - - - - - - - - - - - - - - - -

Gibt es etwas, das du nicht mehr riechen kannst?

- - - - - - - - - - - - - - - - - - - - - - - - - - - - - - - - - - - - -

- - - - - - - - - - - - - - - - - - - - - - - - - - - - - - - - - - - - -

- - - - - - - - - - - - - - - - - - - - - - - - - - - - - - - - - - - - -

- - - - - - - - - - - - - - - - - - - - - - - - - - - - - - - - - - - - -

# Zum

Willst du das Geschlecht deines Babys wissen?
Warum?

------------------------------------------------

------------------------------------------------

Was tust du für dich?
Lässt du dich besonders verwöhnen?

------------------------------------------------

------------------------------------------------

------------------------------------------------

------------------------------------------------

Wie habt du und dein Partner vor,
die Elternzeit zu organisieren?

------------------------------------------------

------------------------------------------------

------------------------------------------------

Wann und wo im Leben fühlst du dich stark und inspiriert?
(Erinnere dich daran, wenn du Tage hast, an denen du dich nicht stark fühlst.)

------------------------------------------------

------------------------------------------------

------------------------------------------------

------------------------------------------------

**Ausfüllen**

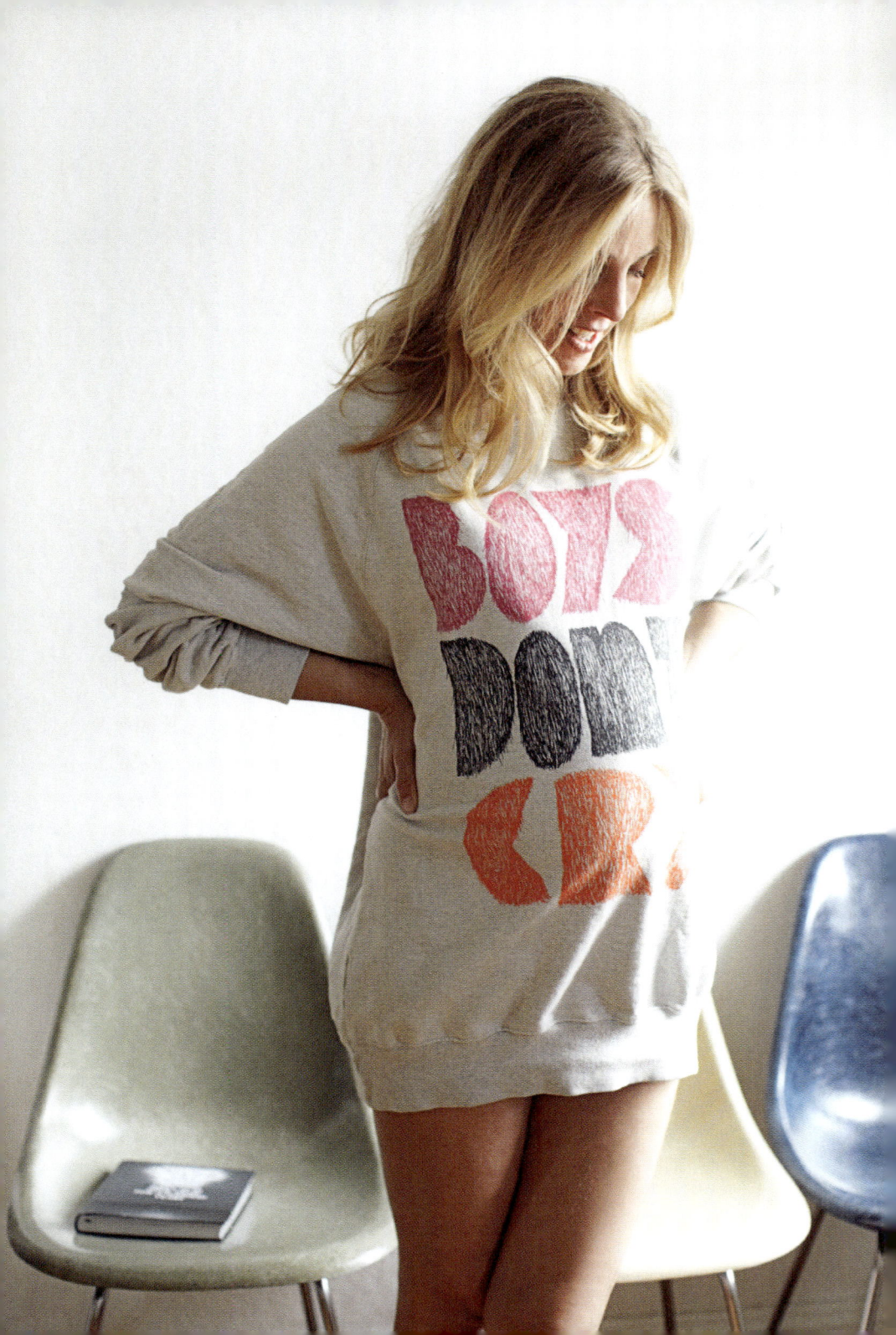

# 05

## A Boy or a Girl?

Warum ein ganzes
Kapitel über etwas,
das uns wirklich
egal sein sollte?
Oder?

Auch wenn ihr euch vorher keine Gedanken zum Thema Geschlecht gemacht habt, werdet ihr als Eltern leider schwer darum herumkommen. Es scheint eine der ersten Fragen zu sein, die man als werdende Eltern gestellt bekommt. Bei mir waren sich alle Vorhersager einig – ich sah offensichtlich aus wie die Mama eines Jungen. Was auch immer das heißen mag.

Ich habe mir beim Schreiben viel überlegt, ob dieses Thema überhaupt in ein Schwangerschaftsbuch gehört. Es ist wahrscheinlich ein Kulturunterschied, weil in meinen schwedischen Schwangerschaftsratgebern Gleichberechtigung ebenso wie das Thema Geschlecht zu den Standardkapiteln gehört, in deutschen Schwangerschaftsratgebern ist es aber eher ungewöhnlich.

Ich gehöre zu denen, die sich schon viele Gedanken gemacht haben zum Thema Geschlecht – auch während der Schwangerschaft. Und ich bin zutiefst überzeugt, dass wir in erster Linie Individuen sind – und nicht vor allem Jungs oder Mädchen. Das möchte ich gar nicht weiter vertiefen, aber es ist meine tiefe Überzeugung.

Mir ist es aber sehr wichtig gewesen, dass mein Sohn groß werden kann, ohne dass sein Geschlecht zu einer *Begrenzung* für ihn wird. Dass ich ihm alle Voraussetzungen gebe und ihn *nie* eingrenze beim Spielen oder in der Wahl seiner Interessen. Genau das, was wir uns schon lange für unsere Töchter wünschen. Ich will, dass mein Sohn so sein darf, wie er sein möchte. Und dass er anderen Kindern begegnet, ohne deren Geschlecht zu bewerten.

Ich habe mich selbst als Mädchen oft begrenzt gefühlt, als ich aufgewachsen bin. Meine Eltern hatten sich schon nach bestem Wissen bemüht – lieber blaue Klamotten, viel Rumrennen und gerne dreckig werden. Ich sage damit nicht, dass ich das für richtig halte, ich hätte bestimmt einer Tochter ein rosa Tutu erlaubt – aber die Grundeinstellung finde ich gut. Sobald ich aber in die Schule kam, wurde mir schnell klar, dass ein *Tom-Boy* zu sein nicht das vorherrschende Ideal für ein Mädchen war. Trotzdem hat dieser Freiheitsgedanke, den mir meine Mama weitergegeben hat, bei mir einen großen Eindruck hinterlassen. Und das werde ich versuchen auch meinem Sohn zu vermitteln. Am Ende wünsche ich mir das Gleiche wie für Frauen: dass das Individuum die Chance bekommt, sich völlig zu entfalten.

Ich kann ehrlich sagen, dass es mir vollkommen egal war, ob ich einen Jungen oder ein Mädchen bekommen würde. Meine Vorbereitungen oder Einkäufe wären auch nicht anders gewesen.

Lustigerweise habe ich mir aber immer eher vorgestellt, dass ich nur Jungs bekommen würde. Vielleicht weil ich als Kind gerne mit Jungs abgehangen habe und daher mehr kleine Jungs kenne? Oder weil ich einen jüngeren Bruder habe? Ich muss aber zugeben, ich konnte mir meinen Freund schon sehr gut als Vater einer Tochter vorstellen. Er wäre aus meiner Sicht ein gutes Vorbild, weil ich glaube, dass er mit einer Tochter nicht anders umgehen würde als mit einem Jungen.

Trotzdem wollten wir das Geschlecht von Anfang an erfahren. Mein Freund und ich waren beide einfach zu neugierig, und ich konnte auf keinen Fall neun Monate warten, bis wir das Geschlecht sehen würden. Nicht weil es für uns einen Unterschied gemacht hätte, aber das Geschlecht war irgendwie das Einzige, was wir rausfinden *konnten*. Gesundheitszustand, Charakter und Aussehen – alles war vollkommen ungewiss. Aber das Geschlecht – DAS konnten wir rausfinden!

> **„Ich wollte nicht unbedingt das Geschlecht wissen, aber mein Freund schon. Für ihn war es alles sehr abstrakt, und so hat er sich besser mit unserem Baby vor der Geburt anfreunden können." s.**

Ich war immer der Meinung, dass wir unsere Töchter zu starken Frauen erziehen müssen. Dass wir ihnen beibringen sollten, nicht alles hinzunehmen, Grenzen zu setzen, sich nichts gefallen zu lassen und ihren eigenen Weg zu gehen. Mädchen, die ihren Platz und ihre Bedürfnisse in der Gesellschaft einfordern. Genauso wie Männer das immer gemacht haben. Daran glaube ich ganz fest.

Ich stelle aber fest, dass mir der Dialog fehlt darüber, wie wir unsere *Söhne* erziehen. Was wir brauchen, ist eine Gesellschaft mit starken *Frauen und starken Männern*. Mädels bekommen heute bessere Noten, gehen weltweit häufiger zur Uni und beenden auch ihr Studium öfter als Jungs. Jungs, andererseits, greifen in Konflikten eher zu Gewalt. Und sie sind genauso oft Opfer von Gewalt wie Frauen, laut Statistiken sogar öfter.

Auch zu Drogen greifen sie häufiger. [15] All dies zeigt mir, dass es nicht unbedingt einfach ist heute als Junge aufzuwachsen, und dass es viel zu vereinfacht ist, wenn man nur Mädchen als Opfer von Ungerechtigkeit darstellt. Dass es Frauen im Berufsleben schwerer haben, an die Spitze zu gelangen, ist ein anderes Kapitel.

In unserer globalen Wirtschaft werden mittlerweile hohe soziale Fähigkeiten verlangt – und das nicht nur auf den Führungsebenen. Heute sind Fähigkeiten wie Empathie, Kommunikation und Flexibilität oft notwendig, um erfolgreich zu sein.[16] Frauen profitieren natürlich davon, dass traditionell gesehen „feminine Eigenschaften" nachgefragt werden. [17]

Falls wir eine Gesellschaft wollen, in der alle – Männer wie Frauen –sich frei entwickeln können und gleiche Chancen haben, dann müssen wir unseren Söhnen mehr Vorbilder und Wahlmöglichkeiten geben. Es ist zwar ein Schritt in die richtige Richtung, dass wir versuchen unsere Töchter wie unsere Söhne zu erziehen, aber damit es für alle funktioniert, müssen wir ebenso versuchen, unsere Jungs wie unsere Mädels zu erziehen.[18] Es geht nicht darum, Geschlechtsunterschiede zu eliminieren, sondern es geht darum, die Individuen zu unterstützen. Alle dürfen wild, schmutzig, leise, laut, introvertiert, sensibel und sportlich sein. Alle Kinder haben das Recht zu lernen, stark zu sein – stark genug, um Emotionen zu zeigen. Dafür brauchen Jungs, genauso wie Mädchen, gute männliche Vorbilder.

Ich glaube auch, dass Frauen in Zukunft generell ihre Erwartungen an Männer verändern werden. Unsere Generation ist jetzt schon anders als die unserer Eltern. Am Arbeitsplatz wollen wir Kollegen, die verstehen und respektieren, dass wir – oder unsere Partner – zu Hause sein wollen mit unseren Kindern, oder eben nicht! Wir wollen Kollegen, die unterstützen und Strukturen aufbauen, die es uns möglich machen, zu arbeiten *und* Kinder zu haben, wenn wir es wollen. Aber das bedeutet für manche von uns (momentan heißt das meistens für die Männer), dass sie etwas Platz abgeben müssen.

Ich denke, dass die Mehrheit von uns in Beziehungen einen Partner will, der Respekt zeigt und auch gerne Gentleman*woman ist. Aber wir wollen auch einen Partner, mit dem wir kommunizieren können. Jemand, der uns Fragen stellt und interessiert ist. Wir wollen Männer, die Kontakt zu ihren eigenen Gefühlen haben und diese auch ausdrücken können. Wenn wir das alles wollen, dann müssen wir etwas ändern. Sprich: Wenn wir gute Männer haben wollen, dann müssen wir auch gute Jungs erziehen.

Eine 2016 durchgeführte Umfrage der Europäischen Kommission zeigt, dass 27 Prozent der Deutschen finden, „dass es unter bestimmten Umständen in Ordnung ist, mit jemandem ohne Einwilligung Geschlechtsverkehr zu haben". Als „bestimmte Umstände" wurden Alkohol oder Drogengebrauch genannt. 19 Prozent finden, „dass Gewalt gegenüber Frauen oft vom Opfer provoziert wird". Solange Statistiken wie diese existieren, haben die Gesellschaft und wir als Eltern sehr viel Arbeit zu leisten, wenn es um die Erziehung unserer Kinder geht.

Ich glaube leider, dass es einfacher ist, einem Mädchen beizubringen, dass es das Recht hat seinen Platz einzufordern, als Jungs zu erklären, dass sie Raum abgeben müssen. Dass alle die gleichen Rechte haben. Dass nein *immer* nein bedeutet. Kein „Boys will be Boys" oder „Das macht er nur, weil er dich mag". Es ist nicht immer leicht, das merke ich selbst, wenn ein süßer Bub ein Mädchen am Spielplatz jagt und das Mädchen schreit „Hör auf!". Das sind ja nur Kinder. Und auch noch so süß! Aber ich glaube, dass alles genau hier auf dem Spielplatz anfängt.

Es ist einfacher, jemanden, den man liebt, zu pushen und zu unterstützen. Erst seitdem ich Mama bin, ist mir klar, wie wichtig es ist, meinem Sohn die Werkzeuge zu geben, damit er in dieser neuen Gesellschaft erfolgreich und zufrieden leben kann. Nicht nur im Hinblick auf den Respekt Frauen gegenüber, sondern weil ich glaube, dass er dann ein glücklicherer Mensch wird, wenn er die Spielregeln versteht. Es ist also tatsächlich ganz egal ob man ein Mädchen oder einen Jungen bekommt. Was aber nicht egal ist, ist, wie wir sie erziehen.

—— „Schwanger sein ist so etwas Unberechenbares. Du hast keine wirkliche Kontrolle. Um dem Rechnung zu tragen, haben wir uns entschieden *nicht* rauszufinden, welches Geschlecht unser Baby hat. " H.

—— „Ich war sehr jung, als ich das erste Mal schwanger wurde. Alles war sehr neu, und ich hatte kaum Freundinnen mit Kindern. Ich fand es nicht so einfach diese ‚Verbindung' zu meinem Baby während der Schwangerschaft zu finden. Ich glaube, dass andere Frauen mit ihrem Bauch reden, aber das habe ich nicht wirklich gemacht. Ich fand es schön, dass ich wenigstens rausfinden konnte, dass es ein Mädchen war. So wusste ich zumindest etwas. " J.

—— „Wir hatten schon einen Jungen, und so gingen anscheinend viele davon aus, dass wir uns jetzt ein Mädchen wünschten. Kommentare darüber haben mich oft verletzt. Vor allem nach der Geburt, als wir dann einen zweiten Sohn bekamen. Die Schlimmste war eine Freundin, die schrieb: ‚Es tut mir leid, du wolltest sicher jetzt eine Tochter.' Ernsthaft — Shut the f**k up! " E.

—— „Ich hatte manche Familienmitglieder, die nach dem Geschlecht gefragt haben. Es hat mich dann schon gestört, weil wir mehr als anderthalb Jahre versucht haben, schwanger zu werden. Aber darüber wollte ich nicht sprechen. ‚Ich bekomme ein gesundes Kind', war immer meine Antwort. Dann haben zumindest die meisten den Mund gehalten. " E.

—— „Ich war sechs Monate in Elternzeit, und mein Mann hat anderthalb Jahre Elternzeit genommen. Unsere Tochter ist jetzt drei, und ich habe noch nie erlebt, dass sie einen von uns bevorzugt. Mama- oder Papatage gab es noch nie. So sah es in meiner eigenen Elternbeziehung nicht aus. Mein Vater war zwar immer da, aber ich bin selbst eher zu meiner Mama gegangen, wenn ich Hilfe oder Rat brauchte. Es fühlt sich wirklich toll an, dass ich weiß, dass meine Tochter in Zukunft auch noch einen Vater haben wird, der ihr genauso nahesteht wie ihre Mama. " K.

- - - - - - - - - - - - - - - - - - - - - - - - - - - - - - - - - - -

—— „Nach dem mein Sohn *(9 Jahre)* mir erklärte, dass er ein männlicher Feminist sei, fragte er, ob es denn auch weibliche Maskulisten gäbe. Als ich ihn fragte, was genau er damit meine, sagte er: ,Na, halt Frauen, die sich zum Beispiel auch dafür einsetzen, dass es o.k. ist, wenn Jungs weinen.'Wo er recht hat, hat er recht." S.

—— „Gott, diese ständigen prophetischen Meinungen! Wir wollten das Geschlecht von unserem Baby nicht herausfinden. Fällt es den Leuten denn nicht ein, dass wir uns tatsächlich keine Gedanken über das Geschlecht machen wollten? Sobald ich geantwortet habe, dass wir es nicht wissen wollten, hatten sie eine Einschätzung, was es sein könnte. Für mich war es einfach ein Baby!" H.

—— „Ich bin immer davon ausgegangen, dass man ein Kind von ,jeder Sorte' bekommt. Ich war schon etwas enttäuscht, als mein zweites Kind dann noch ein Junge war. Aber das hielt nur kurz an. Meine Jungs sind superkuschelig. Und es gibt kaum Sachen, die ich nicht mit ihnen unternehmen kann." G.

—— „Ich habe mir schon sehr eine Tochter gewünscht. Für mich hatte es etwas mit Identifikation zu tun. In unserer Familie gibt es wenige Frauen. Meine Mama lebt noch, aber sonst sind wir allein. Ich habe mich schon nach einem weiblichen Familienband gesehnt." K.

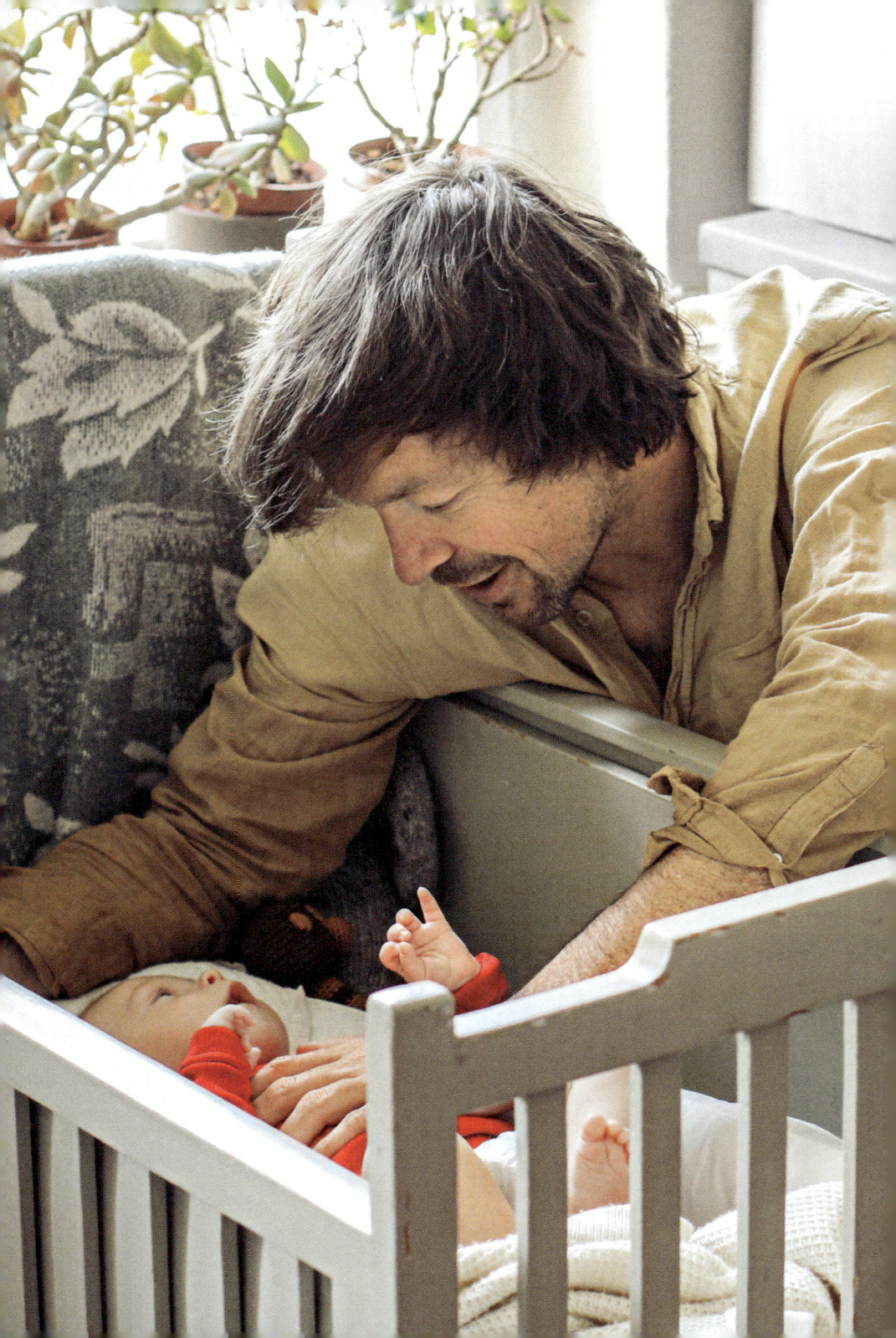

# 06

## Vater werden

Wir sprechen nur über das, was physisch geboren wird. Aber bei der Geburt werden drei neue Menschen geboren: das Baby, die Mama und der Papa. Ein Kapitel aus Vaterperspektive.

*Augustin Erba darüber, Vater zu werden, sich nicht gesehen zu fühlen und warum er neun Monate Vaterzeit nahm. Augustin ist ein schwedischer Journalist und Schriftsteller und erzählt hier von der Erfahrung, wie es war, als er sich entschieden hatte, mit seinem Sohn das erste Jahr zu Hause zu sein.*

Mein Vater kam nach Hause mit schweißnasser Stirn, hat sich hingesetzt und ist gestorben. Er war 41 Jahre. Ich war 10.

Deswegen weiß ich, wie wichtig ein Vater ist.

Deswegen will ich nichts von dem Leben meines Kindes verpassen.

Drei Personen werden geboren – ein Kind, eine Mama und ein Papa. Warum ist es dann wichtig für manche Frauen, uns Vätern zu erklären, dass wir das Erlebnis, Eltern zu werden, nicht teilen können?

Manche haben mir erklärt, dass ich es aushalten muss, dass meine Frau Haferschleim im Gehirn haben wird, wenn sie stillt. Die Hormone sind der Grund, hat man mir gesagt.

Ich habe dann geantwortet, dass wahrscheinlich der Schlafentzug schuld ist, dass die Mamas langsamer werden. Die Hormone sind eine Bagatelle im Ver-

gleich dazu. Die, die mir nicht glauben, können gerne ihren Wecker rund um die Uhr alle drei Stunden klingeln lassen und schauen, wie schlau man davon wird. „Das kannst du einfach nicht verstehen", wurde mir oft gesagt.

Ich hatte gelesen, dass das erste Jahr des Kindes das wichtigste Jahr sei. Ich hatte verstanden, dass das erste Jahr auch das Jahr ist, in dem die Beziehung den größten Schaden nimmt. Ich habe verstanden, dass das erste Jahr des Kindes das erste Gurgeln, das erste Krabbeln, das erste Lachen, die ersten Schritte sind – alles, was der Elternteil, der nicht da ist, verpasst.

Deswegen wollte ich, dass meine Frau und ich im ersten Jahr so viel wie möglich beide zusammen zu Hause sein konnten. Wenn ich das in meiner Umgebung erklärte, wurde mir fast immer gesagt: „Das kann sich keiner leisten."

Aber das stimmt nicht wirklich.

Ich habe dann die drei größten schwedischen Banken angerufen und gefragt, ob sie sich vorstellen könnten, uns Geld zu leihen, damit wir länger mit unserem Baby zu Hause sein können.

Ich habe mit zwei Frauen und einem Mann gesprochen. Die eine Frau hat mich am Telefon ausgelacht. Falls ich Geld bräuchte für ein beeindruckendes Heimkinosystem, für ein Boot, für ein Haus, für ein Auto – ja sogar für eine Reise um die Welt –, dann hätte sie wahrscheinlich nicht gelacht. Aber sie hat gelacht und sich in eine lange Darlegung verwickelt und erklärt, dass ich eine Festanstellung mit monatlichen Bezügen bräuchte, um einen Kredit aufnehmen zu können. Und das hätte ich ja nicht, wenn ich mit meinem Baby zu Hause wäre.

Die andere Frau hat mir erzählt, dass es keinen Sinn macht, mehr als sechs Monate Vaterzeit zu nehmen. Ihr Mann war sechs Monate zu Hause, und es habe definitiv gereicht.
    Die einzige positive Reaktion kam von dem Mann. Er meinte zwar, dass er diese Frage zum ersten Mal höre, aber er würde meine Kreditanfrage behandeln wie jede andere. Er erklärte, dass er das Gesamtbild meiner Familie angeschaut habe und dass alles gut aussehe für uns.
    Als wir dann unsere Urlaube, Elterngeld, Ersparnisse, Vorschüsse und mögliche Armutstage kalkulierten, stellten wir fest, dass wir es uns leisten konnten, mehr als neun Monate zusammen zu Hause zu bleiben. Ich habe zwar Manuskripte und Artikel verfasst, und meine Frau war auf Konferenzen und ein paar Meetings. Aber im Großen und Ganzen sind wir zu Hause geblieben.

Vor allem fand ich, dass die ersten drei Monate sehr wichtig waren. Alles war neu für uns beide, und wir konnten uns gegenseitig helfen. Meine Frau war noch kaputt nach der Geburt und brauchte extra Unterstützung. Dann waren wir auch beide ständig müde und konnten in Schichten arbeiten. Ich habe nicht gestillt, aber ich habe alle Windeln gewechselt und bin aufgestanden, wenn unser Baby früh aufwachte, sodass meine Frau länger schlafen konnte.

Viele Männer haben mir gesagt, es mache keinen Sinn, zu Hause zu bleiben, wenn das Baby ganz klein ist. Es muss nur schlafen und gestillt werden. Da bin ich ganz anderer Meinung.

Das erste Jahr habe ich meinen Sohn so viel herumgetragen, wie ich konnte. Ich habe gedacht: „Es ist doch besser, dass er schreit, weil er runter will und nicht weil er hoch zum Papa möchte."

Mit den neuen Stillempfehlungen von mindestens sechs Monaten bekommen die Männer auch eine medizinische Begründung, nicht zu Hause zu sein. Ich frage mich aber, ob die Vorteile von Brustmilch vs. Milchpulver so groß sind, dass sie kaputte Beziehungen, müde Mütter und fehlende Väter wert sind.

Und ich glaube diesen Männern nicht. In den 1970er Jahren haben Frauen deutlich kürzer gestillt. Aber damals sind die Männer auch nicht zu Hause geblieben.

Andere nutzen die finanzielle Lage als Erklärung dafür, warum sie nicht zu Hause bleiben. Ich kann diesen Männern auch nicht glauben. So viel Geld geht nicht verloren. Viel mehr Familien könnten es sich leisten. Es handelt sich natürlich um Prioritätensetzung. Wenn man so viel Geld verliert, weil man zu Hause bleibt, ja, dann kann man es sich erst recht leisten, vor und nach der Vaterzeit etwas Geld als Puffer zur Seite zu legen. Es handelt sich ja nicht um zehn Jahre, sondern um wenige Monate.

Jeder soll es so machen, wie er – oder sie – es für richtig hält. Und ich glaube nicht, dass ein Kind seinen Vater unbedingt braucht. Es geht genauso gut mit Mama, Oma, Tante oder wem auch immer. Aber ich verstehe nicht, warum Männer überhaupt Kinder bekommen, wenn sie sowieso nicht vorhaben, viel Zeit mit ihnen zu verbringen. Ich möchte nicht meine Frau fragen müssen, wo Strümpfe, Windeln, Essen oder der Latz sind. Oder warum das Baby weint oder schreit. Männer rufen auch nicht ihre Frauen an und fragen, warum der Chef sauer ist oder was es bedeuten könnte, dass die Benzinanzeige im Auto rot leuchtet. Wenn sie ihr Auto oder ihren Chef kennenlernen können, dann können sie auch ihre Kinder kennenlernen.

Weitere Väter haben gesagt, es sei genetisch bedingt, dass Männer durchschlafen und Frauen aufstehen, wenn das Baby schreit. Wenn das stimmt, dann stimmt was nicht mit meinen Genen, denn ich höre immer, wenn mein Sohn piepst im Schlaf. Weil ich weiß, dass es bedeuten kann, dass ich eventuell aufstehen muss, um ihn zu trösten. Ich glaube, es ist eher eine Frage der Haltung als der Gene. [19]

# WAS DIE VÄTER VON MORGEN WOLLEN

Nach einer Studie des Bundesministeriums für Familie (*„Väterreport 2016"*) sind 83 Prozent der kinderlosen Männer unter 40 Jahren der Meinung, ein Vater sollte *so viel Zeit wie möglich* mit den Kindern verbringen. Zwei Drittel der Väter von morgen zählen die *Betreuung des Babys* zu den Pflichten des Vaters und halten es für selbstverständlich, dass der Vater nachts aufsteht, um dem Baby das Fläschchen zu geben, dass er die Windeln wechselt oder den Kinderwagen schiebt *(67 Prozent)*. Für 76 Prozent gehört es auch zu den Aufgaben von Vätern, sich um die schulischen Angelegenheiten der Kinder zu kümmern, etwa zu den Elternabenden zu gehen, sowie kranke Kinder *zu pflegen (71 Prozent)*. Das gemeinsame Ideal der Väter von morgen ist ein Vater, der sowohl gegenüber seinen Kindern wie auch gegenüber seiner Partnerin vor allem verständnis- und liebevoll ist *(92 Prozent)*. Zudem gehört für die große Mehrheit zum Idealbild des Vaters, dass er seinen Kindern als Vorbild dient *(88 Prozent)*.[20]

# Reden — über Wünsche & Vatervorbilder

Die Zahlen vom Väterreport auf Seite 88 stimmen nicht wirklich mit der Realität überein. Denn die Antworten stammen von Männern, die noch keine Kinder haben. Damit zeigen sie eher eine Wunschvorstellung oder einen Blick in der Zukunft.

Was für ein Vater willst du selbst sein? Es ist leicht zu sagen, dass man so viel Zeit wie möglich mit den Kinder verbringen möchte, aber WIE kriegen wir das konkret im Alltag hin? Wie siehst du deine Rolle als Vater? Wie stellt sich deine Partnerin die Vaterrolle vor? Würde sie es unterstützen, wenn du mehr als zwei Monate Elternzeit nehmen willst? Denkst du, dass es möglich ist, dich als Vater so einzubringen, wie du es möchtest?

Egal wie du dir deine eigene Rolle als Vater vorstellst – sprecht miteinander drüber. Am besten schon bevor euer Baby da ist.

Ein großer Unterschied zwischen dem Elternsein in Schweden und in Deutschland, den ich sehen kann, ist die Vaterrolle. Oder vielleicht eher die fehlende Vielfalt von Vatervorbildern in der Gesellschaft.

Es wird den Vätern (oder eigentlich Eltern generell!) immer noch nicht leicht gemacht, die Karriere und das Elternsein zu kombinieren oder sich vollkommen für die Familie einzusetzen, wenn man sich das wünscht. Es gibt nur wenige Beispiele um uns herum, die das heute machen. Und es wird nicht unbedingt vom Arbeitgeber (und auch nicht immer von der Partnerin) unterstützt, wenn du mehr als zwei Monate Vaterzeit nehmen möchtest [21], dein Kind von der Kita abholen willst oder zu Hause bleiben musst, wenn es krank ist. In Schweden sind diese Veränderungen allerdings auch erst zustande gekommen, als die Väter anfingen, sie *einzufordern*. Der deutsche Staat bietet Familien heute an, sich vierzehn Monate Elternzeit aufzuteilen. Väter haben ein Recht auf geteilte Elternzeit, nicht nur auf zwei Monate. Trotzdem nehmen 79 Prozent der deutschen Väter nicht mehr als das Minimum von zwei Monaten. Damit scheint die Politik fortschrittlicher zu sein als die durchschnittlichen Eltern.

Bevor man zu hart mit Deutschland ins Gericht geht, muss man sich vielleicht auch noch einmal daran erinnern, dass das Elterngeld in Deutschland erst seit 2007 existiert und dass wir jetzt die erste Generation von Männern haben, die mehr Erwartungen an das Vatersein hat, als nur Hauptverdiener und „Wochenendspielpapa" zu sein. Seit das Elterngeld eingeführt wurde und das Erziehungsgeld ersetzte, nehmen immer mehr Väter Elternzeit. Im Jahr 2006 haben 3 Prozent die Elternzeit in Anspruch genommen. Heute geht bereits jeder dritte Vater in Elternzeit. [22]

In Schweden existiert das Konzept Elterngeld seit 1974 (also tatsächlich eine ganze Generation länger als in Deutschland), aber erst in den letzten Jahren kann man deutliche Veränderungen in der Einstellung von

Unternehmen Männern gegenüber sehen, die Karriere und Familie verbinden wollen.[23]

Das Vaterwerden verlangt eigentlich nach einem eigenen Buch und nicht nur nach einem Kapitel. Trotzdem ist es mir ein Anliegen, diesem wichtigen Thema Raum zu geben und Aufmerksamkeit dafür zu schaffen.

## FÜR DEN ALLTAG

✕ Wechselt euch ab, wer zu Hause bleibt, wenn euer Kind krank ist. Es tut der Beziehung zu deinem Kind gut, dass du da bist und für es sorgst, wenn es krank ist.

✕ Vermeide, wichtige Meetings auf eine Zeit nach 16 Uhr zu legen, sodass es für alle in der Firma einfacher wird, Kinder und Beruf miteinander zu vereinbaren.

✕ Lass deine Kollegen wissen, wann deine Kitawochen/-tage sind, damit an diesen Nachmittagen keine wichtigen Meetings geplant werden. So wissen auch alle, dass du in dieser Zeit nicht ständig deine Mails checken wirst – und du hast ein weniger schlechtes Gewissen, wenn du das auch nicht tust.

✕ Teilt euch die Aufgabe, wer euer Kind von der Kita abholt, sodass beide Eltern abwechselnd die Möglichkeit haben den Nachmittag selbst zu gestalten (oder voll zu arbeiten). Das Abholen macht auch viel mehr Spaß als das Hinbringen. *(Es ist der totale Ego-boost, weil sich dein Kind jeden Tag so sehr auf dich freut. ☺ )*

# „Da gibt es viele, aber Zeit-Management ist sicher eine der größten Herausforderungen." M.

## WAS IST FÜR DICH DIE GRÖSSTE HERAUSFORDERUNG AM PAPASEIN?

—— „Meine Vorstellungen, so viel Zeit wie möglich mit meinem Sohn zu verbringen, die Erziehung fair mit meiner Frau zu teilen, auf der anderen Seite aber auch in meinem Job nach vorn zu kommen, erreichbar und mobil zu sein, ich weiß nicht, wie das andere machen, aber es ist echt fast unmöglich, hier die richtige Balance zu finden und auf allen Ebenen meinen Ansprüchen gerecht zu werden. Als Konsequenz habe ich ein konstant schlechtes Gewissen meiner Frau gegenüber, da sie im Endeffekt mehr Zeit als ich mit meinem Sohn verbringt. Meine Hobbys, für die ich eigentlich brenne, kriege ich zeitmäßig auch nicht mehr auf die Reihe. Jetzt ist mein Sohn zwei Jahre alt, aber ich bin immer noch irgendwie am Freestylen. Ich bin gespannt, wann (und ob) sich das alles irgendwann einpendeln wird." J.

—— „Diskussionen um die blödesten Dinge. Geld, Haushalt, Umgang miteinander ... Es liegen einfach die Nerven blank(er), und somit gibt es oft und viele Reibereien um nichts. Lustigerweise geht es aber tatsächlich fast allen jungen Eltern/Vätern so, wenn man sich austauscht." J.

—— „Die wenige Zeit, die wir gemeinsam, nur wir zwei, mit uns haben. Die Spontaneität und Leidenschaft, die jetzt zu kurz kommt. Und wenn dann mal nicht Family Time im Mittelpunkt steht, dann brauchen wir auch mal Zeit für uns alleine." D.

—— „Ich lasse mich leider zu sehr einschüchtern von den Kommentaren meiner Frau. Ich weiß, dass sie eigentlich will, dass ich mehr Verantwortung übernehme. Trotzdem ‚weiß sie es immer besser'. Das ist wirklich kontraproduktiv." R.

—— „Meetings, Deadlines, Geschäftsreisen und so weiter können wirklich wie Gift für das Familienleben sein. Um in meiner Familie präsent zu sein, hatte ich keine andere Wahl, als meine gutbezahlte Festanstellung zu verlassen. Versteh mich nicht falsch, Selbst-Gründung ist auch tough! Am Anfang hatte ich keinen Lohn. Höhen und Tiefen. Du bist ganz allein. Aber es lohnt sich und ist vor allem eins: flexibel. Und Flexibilität ist genau das, was meine Generation (Männer zwischen 30 und 40) heute braucht. Wir haben kleine Kinder, gründen Familien, und wir wollen ein Teil davon sein! Dafür steht auch das Team in meiner jetzigen Firma. Ich glaube, das ist eine Tendenz von heute: Wir wollen Leben, Karriere und Flexibilität. Und wenn uns das die vorhandenen Unternehmen nicht geben können, dann müssen wir es uns selbst ermöglichen." A.

## WAS IST WICHTIG IN DER ZEIT DIREKT NACH DER GEBURT? HAST DU EINEN TIPP?

—— „Keep calm. Wir waren viel zu aufgeregt ... Haben wir die richtige, komplette Ausstattung für alles, halte ich das Kind richtig, fällt es irgendwo runter, isst es irgendwas Falsches oder erstickt es etc.? Es gibt auch Kinder, die in Gebüschen oder Kriegsgebieten geboren werden, wir können als Eltern da gar nicht so viel falsch machen. Einfach sich die Zeit und Ruhe geben, sich aneinander zu gewöhnen und diese kurze, anstrengende und schöne Zeit genießen." J.

—— „Von Anfang an voll dabei zu sein, zu 100 Prozent. Nicht nur bei der Geburt, auch in den ersten Wochen. Rückblickend bin ich überzeugt, dass uns das viel enger als Familie und als Eltern zusammengeschweißt hat, dass ich die ersten vier Monate Vaterzeit genommen habe und nicht wie die meisten Väter erst, als mein Kind älter wurde. Zum einen denke ich, dass ich dadurch eine engere Verbindung zu meinem Sohn aufgebaut habe, zum anderen hat mir diese freie Zeit von Tag eins nach der Geburt ermöglicht, zusammen mit meiner Frau das Elternsein zu lernen, sodass meine Frau nicht zum alleinigen Experten wird und alles ‚besser weiß', wenn es um die ganzen Basics und Challenges geht, mit denen man in den ersten Wochen konfrontiert wird. Ich glaube, dass meine Frau hier nicht auf sich allein gestellt war, war für sie eine große Unterstützung, auch emotional. Die Hebamme oder ihre Eltern können den Papa in den ersten Wochen einfach nicht ersetzen. Ich hatte vor der Geburt ehrlich gesagt keine Ahnung vom Wochenbett, welche Challenges auf die Mutter zukommen, vor allen Dingen auf emotionaler Ebene. Und die langfristig positiven Effekte auf alle in der Familie, wenn man diese Zeit zusammen in Vollzeit als Team meistert." A.

## HAST DU VATERZEIT GENOMMEN? WENN JA, WAS WAR DEIN ANSATZ? FALLS DU ANGESTELLT BIST, HAT DICH DEIN ARBEITGEBER DABEI UNTERSTÜTZT?

—— „Auf meine erste Vaterzeit war ich nicht gut vorbereitet. Mir war nicht bewusst, wie ‚identitätslos' die Elternzeit sein kann. Ich glaube, es geht vielen so. Die Berufsidentität ist uns wichtig. In der Elternzeit war ich reduziert auf ‚eine Funktion'. Ich denke, dass wir alle unterschiedliche Bereiche brauchen, und es auch wichtig ist, verschiedene Identitäten haben zu dürfen in diesen Bereichen. Sonst bin ich Arzt, Vater, Partner. Jetzt war ich Vollzeit Vater und Partner.

Wir haben die Elternzeit 50/50 geteilt, ich hatte die letzten sieben Monate genommen. Bei unserem zweiten Kind war ich besser vorbereitet und wusste was auf mich zukommt." F.

—— „Ich hatte Glück mit dem Timing und konnte die Zeit zwischen zwei Jobs nutzen. So konnte ich die ersten vier Monate nach der Geburt meines Sohnes freinehmen. Das hat mir die Möglichkeit gegeben, von Anfang an voll dabei zu sein. Wenn ich eine so lange Zeit bei meinem vorherigen Arbeitgeber freigenommen hätte, dann wäre das nicht so gut angekommen. Auch wenn mein Arbeitgeber ein recht junges, dynamisches Unternehmen war, mit eigener Kita. Vaterzeit zu nehmen war okay, aber nicht länger als zwei Monate, das war zumindest mein Gefühl. Mit zwei Monaten Vaterzeit kam man schon recht progressiv rüber." F.

—— „Ich bin freiberuflich unterwegs, und wir hatten uns vorgenommen, die Elternzeit so aufzuteilen, dass ich zwei Tage die Woche Elternzeit nehme und meine Frau drei. Leider ist momentan das Elterngeld in Deutschland nicht so geregelt, dass man es so flexibel umsetzen kann. Das macht es unnötig kompliziert für diejenigen, die wie wir freiberuflich arbeiten und Elternzeit nehmen wollen, ohne unsere Kunden zu verlieren. Am Ende habe ich dann das erste Jahr einfach unbezahlt zwei Tage die Woche freigenommen, um bei meiner Tochter sein zu können." P.

## WAS IST FÜR DICH DAS SCHÖNSTE UND VIELLEICHT AUCH DAS ÜBERRASCHENDSTE AM VATERSEIN?

—— „Diese unendliche und reine Liebe des Kindes. Außerdem vielleicht auch wie das Kind wächst und sich entwickelt, also dieses seit Jahrtausenden stattfindende Wunder…" H.

—— „Ich finde es super. Ich war natürlich auch ängstlich, ob wir das alles gut hinbekommen. Doch obwohl sich das eigene Leben natürlich völlig verändert: Ich würde es nie mehr missen wollen." M.

—— „Die Liebe zu meiner Frau fühlt sich jetzt irgendwie viel umfassender und tiefer an, die Bindung zwischen uns beiden ist viel enger geworden. Auf einmal ist so ein kleiner Bub in unser Leben gekommen, der ein bisschen ausschaut wie sie, ein bisschen wie ich und der jetzt für immer bei uns sein wird, krass." K.

—— „Vielleicht nicht unbedingt eine Überraschung, aber trotzdem: dass vieles mit der Einstellung zu tun hat. Man muss sich nicht dem Elternsein völlig ergeben. Wir gehen zum Beispiel, seit unser Baby weniger als einen Monat alt ist, genau wie vorher, drei- bis viermal die Woche essen." D.

## HAT SICH BEI DIR ETWAS VERÄNDERT, SEITDEM DU PAPA BIST?

—— „Ja. Das Zuhause ist wichtiger und klarer geworden. Man weiß, wo man hingehört, wofür man alles macht, und will auch, dass es dem Kind gut geht und es sich toll entwickelt und Spaß hat am Leben." J.

—— „Ich bin einfach nicht mehr so stark auf mich allein fokussiert, das Große und Ganze wird irgendwie wichtiger. Ich fühle, dass ich aufmerksamer durch die Welt laufe, es beschäftigt mich mehr, was in meinem Umfeld passiert oder auch in der Welt. Ich bin schon emotionaler geworden, wenn ich höre, dass jemand schwer krank geworden ist, oder auch wenn positive Dinge passieren, ist die Freude tiefer. Ich mache mir auch mehr Gedanken, wie ich auf mein Umfeld wirke, nicht nur als Vorbild für meinen Sohn — ich muss echt aufpassen, er kopiert einfach jede Kleinigkeit —, sondern auch wenn es um meinen Freundeskreis geht oder meine Familie. Ich beschäftigte mich einfach mehr damit, wie ich helfen oder auch einen positiven Effekt in meinem Job hinterlassen kann." M.

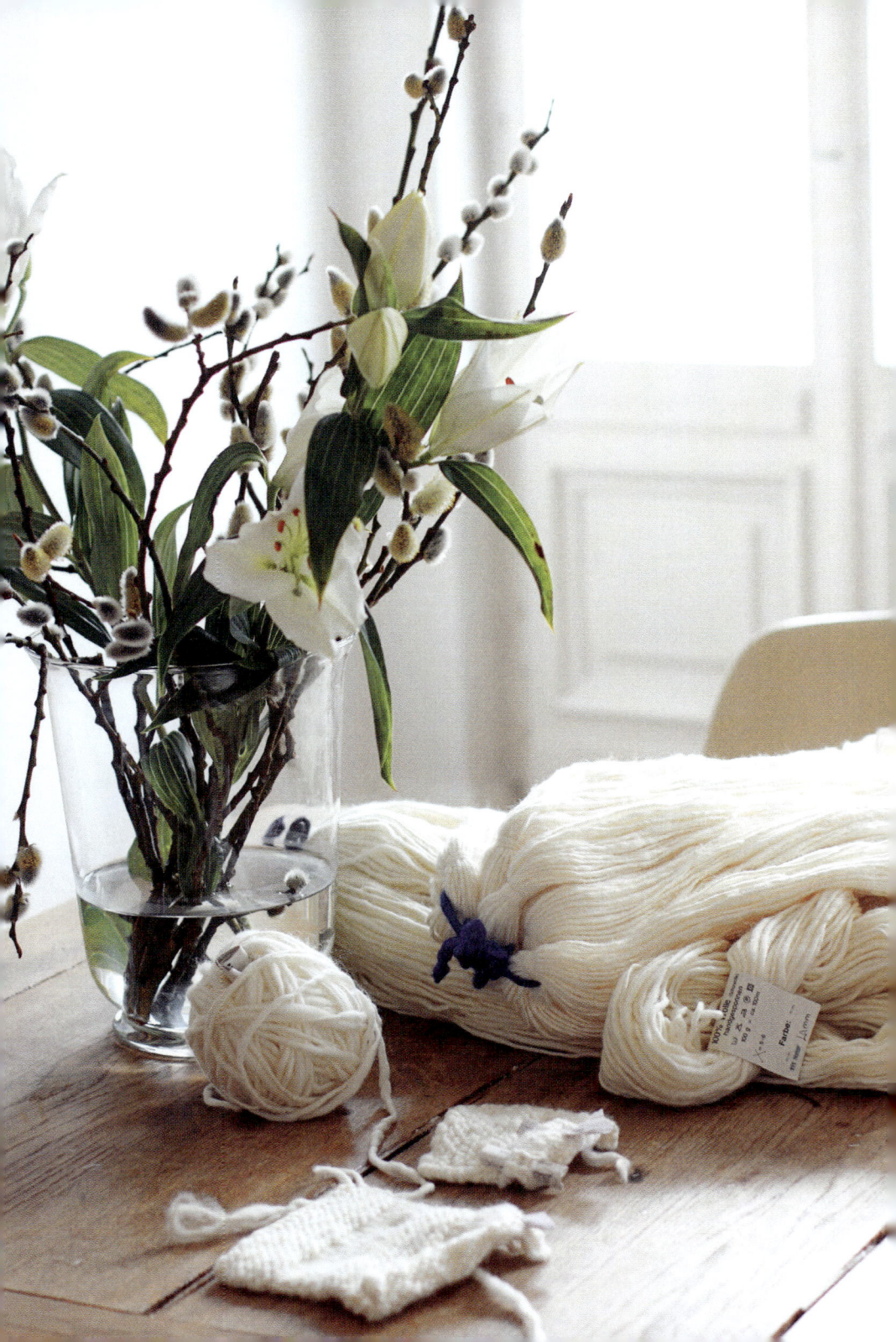

# 07

## Happy Mama = Happy Baby!

Sich selbst feiern.
Checkliste für einen
guten Start als Mama.
Und wie man
sich aufs Wochenbett
vorbereiten kann.

# Vorbereitet sein

Wenn man über das Wochenbett liest, könnte man fast denken, es stammt aus der alten Zeit. Vorkochen, Lebensmittel hamstern, als stünde man vor einem Kriegsausbruch. Vielleicht stammt vieles auch aus den 1950er Jahren, als Männer sich kaum mit dem Haushalt befasst haben und man sich auf den Partner nicht verlassen konnte und deswegen – als Unterstützung – Gebrauchsanweisungen für Waschmaschinen und Kaffeekocher ausgraben musste.

So schlimm ist es natürlich nicht. Aber egal ob du Single-Mama bist oder einen Partner hast, macht es Sinn, gewisse Sachen vorzubereiten. <u>Alles, was weniger Stress bedeutet im Wochenbett, ist gut.</u>

# Checkliste für euer Baby

Listen mit Infos, was man alles fürs Baby oder im Krankenhaus brauchen kann, findet man leicht online, oder man fragt die Hebamme. Tipps gibt es viele, und wenn man nicht aufpasst, kann es wahnsinnig teuer werden mit der Erstausstattung. Denkt dran, dass alles, was man braucht, (wieder) sehr individuell ist: Kinderwagen/Trage/Bett oder kein Bett/Wickeltisch.

Selbst haben wir kaum etwas vor der Geburt gekauft, weil wir einfach keine Ahnung hatten, was für uns passt. Was für einen Kinderwagen ihr brauchen werdet, hängt davon ab, wo und wie ihr wohnt, wie ihr gebaut seid und ob ihr viel unterwegs seid. Auch bei der Babyschale ist es sinnvoll, sich zu überlegen, ob man eine Schale braucht, die man flach legen kann oder nicht. Auch ob ihr ein Babybett oder Babynest braucht, ist unterschiedlich von Familie zu Familie. Vor der Geburt hatten wir einen Kinderwagen, eine Babyschale, eine große Emailleschale zum Baden und ein Schlafnest organisiert. Den Rest haben wir uns nach Bedarf besorgt oder ausgeliehen bei Freunden.

Doch bei der Vorbereitung solltet ihr nicht nur an euer Baby denken, sondern auch an euch. Deshalb habe ich eine kleine Liste zusammengestellt mit Sachen, über die es sich lohnt nachzudenken. Schließlich soll nicht nur euer Baby einen schönen Empfang bekommen. Auch für die Eltern ist ein guter Start in den neuen Familienalltag wichtig. Und dafür kann man ein paar Weichen stellen:

# Checkliste für Eltern

1. Berufliches abschließen
2. *Dein* Nest bauen
3. Die Beziehung vorbereiten
4. Sich selbst feiern
5. Hilfe organisieren
6. Wochenbett vorbereiten

### 1. Berufliches abschließen

Versucht, dass ihr beide so viel Berufliches wie möglich abgeschlossen habt, bevor es losgeht. Es ist leichter gesagt als getan, wenn man nicht weiß, wann es tatsächlich losgehen soll. Egal ob Papa oder Mama: E-Mails von Kunden und Kollegen bedeuten in der Wochenbettstation einfach unnötigen Stress. Aus eigener Erfahrung weiß ich, dass die Steuererklärung im Wochenbett abschließen zu müssen keine gute Idee ist.

### 2. *Dein* Nest bauen

Wenn ich von dem Nest spreche, meine ich nicht ein farblich konzipiertes Kinderzimmer, sondern ich meine *dein* Nest für die Wochen nach der Geburt. Wahrscheinlich wird auch dein Baby viel Zeit dort verbringen. Da dein Baby nur Augen für seine Eltern hat, ist es ihm vollkommen egal, wie sein erstes Schlafzimmer aussieht. Deswegen gestalte es vor allem so, wie es dir/euch gefällt, denn *dir* ist es wahrscheinlich nicht egal. Du wirst höchstwahrscheinlich die ersten Wochen im und rund um das Bett verbringen: zum Schlafen, vielleicht zum Stillen und auch zum Essen. Eventuell wirst du sogar Familie und nahe Freunde in deinem Schlafzimmer empfangen.

Ein Nest zu bauen hat nicht unbedingt mit Dekorieren zu tun, sondern es geht vor allem darum, dein Schlafzimmer in Schuss zu bringen, damit du dich dort in den nächsten Wochen wohlfühlst. Es ist schwierig, im Voraus zu wissen, welches Kissen genau für deine Lieblingsstillposition richtig ist. Aber es gibt ein paar Dinge, die man gut vorbereiten kann: Ist dein Bett bequem? Hast du eine schöne Aussicht – ein Bild oder ein Fenster –, wenn du in deinem Bett sitzt? Gibt es eine Nachttischlampe, die du vom Bett aus anmachen kannst und die ein warmes Halbdunkel bietet? Ein Tischchen neben dem Bett ist sinnvoll, um Essen, Getränke, Stillhüte und so weiter ablegen zu können. Falls genug Platz da ist, ist ein Sessel eine gute Idee. Ich habe die meiste Zeit in meinem Stillsessel verbracht. Hier ist Bequemlichkeit das Wichtigste. Also lieber etwas Kuscheliges als ein steifes Designerteil.

### 3. Die Beziehung vorbereiten

Kaum etwas beeinflusst eine Beziehung so sehr wie das Kinderkriegen. Falls man erwartet, dass die Veränderungen vom Paar- zum Familienleben reibungslos ablaufen, ist die Wahrscheinlichkeit recht groß, enttäuscht zu werden. Am besten bereitet man sich darauf schon vor, *bevor* das Baby da ist. Wenn ihr euch beide schon im Voraus ehrlich mit den Vorstellungen und Erwartungen des Partners auseinandersetzt, ist die Chance, dass ihr auf lange Sicht die größten Krisen vermeiden könnt, am höchsten. Zunächst einmal geht es ja ganz einfach darum, was die neue Rolle aus der biologischen Perspektive bedeutet. Und dann weiter um die Frage, was man sich vom Leben erwartet, wenn das Baby da ist. Es geht nicht darum, schon vor der Geburt Antworten auf alle Fragen zu haben. Aber wenn man die Rollen und Erwartungen des anderen versteht, wird es einfacher, damit umzugehen. Deshalb kann sich früh darüber Gedanken zu machen eine gute Grundlage für eine starke Beziehung sein.

Fragen, über die ihr zum Beispiel nachdenken könnt:

- × Wie teilen wir uns die Aufgaben und Verantwortungen rund um die Babypflege?

- × Wie stehen wir zu Besuch während des Wochenbetts? Darf jeder einfach kommen? Oder nur die nächste Familie? Oder wollen wir erst mal ganz alleine sein als kleine Familie? Wenn ja, kann es Sinn machen vorher mit der Familie zu sprechen, um unnötigen Stress im Wochenbett zu vermeiden.

- × Wie teilen wir uns die Haushaltsaufgaben auf? Brauchen wir externe Hilfe? Können wir uns das leisten?

- × Wie sah es bei den eigenen Eltern aus? Haben beide Elternzeit genommen, oder war einer zu Hause? Wie stellen wir es uns selbst vor?

- × Was für finanzielle Auswirkungen hat es, wenn einer/ beide von uns Elternzeit nehmen möchte/-n?

- × Wie stellen wir sicher, dass auch Rente für die- oder denjenigen zur Seite gelegt wird, der Elternzeit nimmt?

- × Was glauben wir, wie unser Sexleben beeinflusst wird?

- × Wie wird sich unser soziales Leben mit einem Baby verändern? Wie sieht es mit Sport aus?

## CODEWORT

<u>Die erste Zeit nach der Geburt</u> ist für viele Eltern ganz schön anstrengend. Auch wenn das Babyglück da ist, Schlaflosigkeit, Hormone und körperliche Belastungen können die stabilsten Felsen zum Wanken bringen. Das passiert Mamas genauso wie Papas. Ein Tipp, von dem mir mehrere Eltern erzählt haben, war, dass sie vor der Geburt eine Art „Codewort" verabredet haben, das sie einfach fallen ließen, sobald sie gemerkt haben, dass die Situation aus dem Ruder läuft. Ein Beispiel: Du bist an deine Grenzen geraten und merkst plötzlich, dass du gerade mit deinem Freund respektlos umgehst. Dann sagst du zum Beispiel „Kakerlake" oder „Weißwurst" oder was auch immer ihr vereinbart habt. Man kann es für jeden Ausnahmezustand verwenden, wenn man einfach zeigen möchte: „Jetzt läuft es nicht rund für mich und ich brauche dich." Es mag banal klingen, aber nachdem so viele Paare mir davon vorgeschwärmt haben, denke ich, es ist einen Versuch wert.

### 4. Sich selbst feiern

Lass dich verwöhnen. In früheren Zeiten gab es Riten und Zeremonien, die werdende Mütter feierten. Heute gibt es sie kaum noch. Klar, es gibt Babyshowers, aber da dreht sich meistens alles um das Baby und eine wirklich tiefgreifende Feier für die Mama ist das nicht.

Eigentlich finde ich es schade, dass der Übergang ins Elternwerden so gut wie gar nicht mehr zelebriert wird. Bald wirst du etwas Einzigartiges erleben, und das ist wirklich ein Grund zu feiern! Auch einen Platz zu schaffen, wo die werdende Mama – oder der werdende Papa – sich positiv und frei mit nahen Freunden vor der Geburt austauschen kann, wäre – so denke ich – für viele wertvoll.

Es muss nichts Großes sein, eine kleine Runde von guten Freundinnen reicht. Und nutz diese Möglichkeit, deine Freundinnen um Hilfe zu bitten während des Wochenbetts (siehe Punkt 5).

Wenn dir auch eine kleine Runde zu viel ist, spricht ja nichts dagegen, dass du mit dir alleine feierst. Nimm dir Zeit und denk darüber nach, wie viel du und dein Körper schon erreicht haben. Erkenne an, wie schön du bist. Und wie stark.

## WUNSCHLISTE

Babys werden meistens reich beschenkt. Trau dich aber auch, dir etwas für dein eigenes Wohl zu wünschen. Denn wir wissen ja schon: Happy Mama = Happy Baby. Hier ein paar Ideen:

× Calendula-Essenz aus der Apotheke *(fürs Wochenbett)*

× hochwertiges Biokokosöl zum Kochen und als Körperpflege für Mama und Baby

× Spa-Gutschein für die letzten Schwangerschaftswochen oder die Elternzeit

× ein kuscheliger Bademantel oder ein schöner Kimono bzw. Kaftan für das Wochenbett

× sich von den besten Freundinnen wünschen, dass jede einmal eine Mahlzeit für die Eltern im Wochenbett vorbeibringt (in den ersten ein, zwei Wochen)

### 5. Hilfe organisieren

Jede Familie ist unterschiedlich: Die eine braucht mehr, die andere weniger Unterstützung. Hier folgt eine Liste der Bereiche, in denen man Hilfe im Wochenbett gebrauchen kann und um die man sich schon vor der Geburt kümmern kann:

× Wer kocht? — Du wirst gutes gesundes Essen brauchen. Lass dir unbedingt mit Einkäufen und Kochen helfen. Und trau dich zu sagen, was genau du essen möchtest. Alle werden das bringen wollen, was du wirklich haben möchtest! Wenn du keine Familie oder nahen Freunde in der Gegend hast, dann gönn dir, wenn möglich, ab und zu die Einkäufe oder das Essen liefern zu lassen.

× Gesellschaft — Babys reden nicht viel. Und da wir denkende Menschen mit Gefühlen sind, braucht man manchmal einfach jemanden, mit dem man reden kann.

× Putzen — Es macht einfach alles schöner, wenn es sauber ist. Ich hatte keine Familie in der Nähe, deshalb haben wir im Voraus eine Putzhilfe für die Wochenbettzeit organisiert. So konnten wir uns beide, mein Freund und ich, vollkommen auf unser Neugeborenes konzentrieren.

× Kinderbetreuung — Eine Hilfe, die ältere Geschwister in die Kita oder Schule bringen kann, ist ebenso großartig wie ein Babysitter.

× Baby-Pflege — Auch wenn du dein Baby ständig bei dir haben möchtest, wirst du ganz bestimmt auch Pausen brauchen – um entspannt ein Bad zu nehmen oder einen kleinen Mittagsschlaf halten zu können. Wenn du alleine zu Hause bist, keine Familie zur Hilfe hast und es finanziell möglich ist, kann man eine Doula organisieren. Eine gute Hilfe ist jemand, der dein Baby nicht nur halten möchte, wenn es gut drauf ist, sondern auch die Windeln wechselt oder hilft, wo es eng wird. *Wirkliche Hilfe sind die, die wollen, dass du (und dein Partner) das Baby haben, wenn es gute Laune hat!*

## 6. Wochenbett vorbereiten

Es ist leicht, sich Gedanken zu machen, was besonders gut für dein Baby in der Schwangerschaft ist. Vergiss aber dabei nicht dich selbst! Wusstest du, dass du tatsächlich die Heilung für deinen Körper erleichtern kannst über das, was du vor der Geburt und in den Wochen danach isst?

Man muss seine Vorratskammer nicht vollkommen auffüllen in den Wochen vor der Geburt – Supermärkte gibt es auch noch, wenn das Baby da ist. Aber: Viele Eltern sind nach der Geburt sehr müde und unmotiviert zum Kochen. Ich würde jedem raten, einen Teil des Kochens an Freunde oder Familie auszulagern. Und dass ihr manche Gerichte, zum Beispiel selbstgemachte Brühen und Eintöpfe, die besonders gesund im Wochenbett sind, vor der Geburt vorbereitet und einfriert. Es ist nicht nur kosteneffizient, sondern es spart euch auch Zeit, die ihr bestimmt lieber zusammen verbringen wollt.

# UM HILFE BITTEN

<u>Vor der Geburt weiß</u> man ja nicht wirklich, was auf einen zukommt. Andere Menschen zu fragen, ob sie für mich putzen oder kochen können, fühlt sich vielleicht faul oder geizig an. <u>Ist es aber nicht.</u> Hilfe zu bekommen, wenn man im Wochenbett liegt, ist kein Geschenk – es ist etwas vollkommen Natürliches. Vergiss nicht, dass diese Zeit ein notwendiger Teil der Schwangerschaft ist, und durch die gesamte Geschichte wurden Mütter in diesen Wochen nie allein gelassen oder mussten für sich selbst sorgen. Du fährst nicht auf ein Spa-Wochenende oder fragst nach einer Chill-out-Zeit mit privatem Butler!

Das einzig Schwierige für mich in der Vorbereitung für das Wochenbett war es, um Hilfe zu bitten. Generell *tue ich mich total schwer* damit, nach Hilfe zu fragen. Es ist eines dieser Themen, an denen ich arbeite – weil ich ein Mensch sein möchte, der sich Hilfe holen *kann*. Für mich gehört es zu einer guten Freundschaft, dass man nach Hilfe fragen kann. Und ich freue mich ja selbst, wenn ich gefragt werde! <u>Es stärkt Freundschaftsbande, und man kommt einander näher.</u> Aber ich bin dazu erzogen worden, „stark zu sein" und niemandem „eine Last zu sein", daher fällt es mir immer noch schwer – auch wenn ich es für absurd halte. Falls du, wie ich, es unangenehm findest, um Hilfe zu bitten, kannst du schon üben und im dritten Trimester nach Unterstützung suchen. Dann bist du bald schon ein Profi. Frag direkt und freundlich, nicht über Umwege – es wird bestimmt funktionieren!

Meine Freundinnen haben es mir leicht gemacht und mich gefragt, was ich mir zu meinem Babyshower wünsche. Meine Freundin Gisela, die auch Patentante von Lo wurde, hat vorgeschlagen, dass mir alle ab der Geburt an einem Tag Essen bringen werden. So hatte ich zwölf Tage lang Essenslieferung, und wir hatten überhaupt keinen Stress in den ersten beiden Wochen. Es war das beste Geschenk, das ich mir je hätte vorstellen können.

---

Extratipp: Frag Freunde, die schon Kinder haben. Die meisten wissen, wie wertvoll Hilfe ist, und verstehen auch, wo die Grenzen sind.

# *Das* Wochenbettrezept — Knochenbrühe alias „flüssiges Gold"

Am Tag nach der Geburt meines Sohns kam meine Freundin mit einer Thermoskanne Knochenbrühe vorbei. Sie erzählte mir, dass in der Traditionellen Chinesischen Medizin (TCM) empfohlen wird, eine Brühe aus Knochen anzusetzen, sobald die Wehen anfangen. Die Brühe kocht langsam während der Geburt. Einen Tag später ist sie fertig und sollte der Grundstein für die Ernährung der folgenden Wochen sein.

Ich muss zugeben, dass ich mich bis zu diesem Tag kaum mit Knochenbrühe beschäftigt hatte. Trotzdem habe ich brav meine drei Tassen Brühe täglich getrunken, angefeuert von meiner Hebamme.

Knochenbrühe ist nicht nur seit Anbeginn ein wichtiger Bestandteil der TCM, sondern viele Kulturen empfehlen warme Knochenbrühe für die Mama nach der Geburt. Die Brühe ist voller Gelatine, die unser Kollagen stärkt und für Haar und Haut Wunder bewirken soll. Gelatine ist gut für deinen Verdauungstrakt, und die Aminosäuren helfen, Proteine besser aufnehmen zu können.

Die Brühe soll den Darmbereich schützen und unterstützt damit das Immunsystem. Aber vor allem soll Gelatine bei der Wundheilung helfen. Und nach der Geburt gibt es innere und vielleicht äußere Wunden, die heilen müssen. Man kann die Brühe ganz einfach vorbereiten und für die Tage nach der Geburt einfrieren.

Ob das alles so stimmt? Genau wie bei vielen alten Weisheiten gibt's auch für Knochenbrühe wenige medizinische Belege. Aber mir haben diese Tassen Brühe in den ersten beiden Tagen sehr gutgetan. Und schaden wird es sicher nicht!

Von der Kosten-Nutzen-Rechnung her betrachtet ist selbstgemachte Knochenbrühe ein Selbstläufer. Knochen sind günstig, können sogar mehrmals verwendet werden, und das Resultat ist unschlagbar. Ich mische oft die Fleischsorten, und die Wahl hängt davon ab, welche Knochen im Gefrierfach warten.

## Zubereitung

Bei der Zubereitung von Knochenbrühe ist das Wichtigste die Vorbereitung – der Rest ist einfach, nur zeitaufwendig. Zum Glück kocht die Brühe aber nebenbei, und man muss sich kaum weitere Gedanken machen, außer den Herd nicht vollkommen unbeobachtet zu lassen.

Wichtig ist: Kauf dein Fleisch bei einem vertrauenswürdigen Metzger, der dich gut beraten kann. Rippen, Knochenmark, Ochsenschwanz, Nacken sind super, aber schau einfach, was dein Metzger zu bieten hat. Kauf Knochen von glücklichen Tieren, die in Freilandhaltung ohne Antibiotika aufgewachsen sind, am besten aus biologischer Zucht. Wichtig ist auch der erste Moment, das Rösten: Das golden karamellisierte Fleisch wird Geschmack und schöne Farbe in deine Brühe bringen.

Ich versuche immer, meine Brühen auf niedriger Temperatur und richtig lang kochen zu lassen – am liebsten 24 bis 48 Stunden. Nur so wird man alle guten Nährstoffe mitbekommen.

1 kg Rinderknochen +1 kg Ochsenschwanz, geteilt
oder 2 kg Ochsenschwanz
2 gelbe Zwiebeln, halbiert
1 daumengroßes Stück Ingwer
1 halber Knoblauch, in der Mitte durchgeschnitten
1 Sternanis
2 Rote Chinesische Datteln *(optional)*
1 Chili, getrocknet *(optional, Vorsicht beim Stillen!)*
2 EL Apfelessig
5 Frühlingszwiebeln, zusammengeknotet *(optional)*
1 Daikon-Rettich, in 4 cm dicke Scheiben geschnitten
Meersalz und schwarzer Pfeffer

× Die Knochen und die gelben Zwiebeln auf einem Blech im Ofen bei 175 Grad 30–45 Minuten rösten.

× Alle Zutaten außer den Frühlingszwiebeln in einen großen Topf legen. Mit Wasser und Apfelessig bedecken. Deckel drauf und aufkochen lassen. Temperatur reduzieren und langsam köcheln lassen, auf niedriger Temperatur ca. 24 Stunden. Gerne länger. Frühlingszwiebeln und Rettich die letzten 3 Stunden mitkochen lassen. Mit Salz und Pfeffer abschmecken.

× Hält 5 Tage im Kühlschrank oder 3 Monate eingefroren.

Achtung: Falls du stillen möchtest, würde ich für die erste Zeit im Wochenbett den Chili weglassen. Einfach weil du dein Baby noch nicht kennst und nicht weißt, wie es darauf reagiert.

104

Serviervorschläge:

- × Entweder zusammen mit vorgekochtem Reis/Nudeln oder mit einem weichgekochten Ei – oder einfach so zum Trinken.

- × Mit etwas Limettensaft oder chinesischem schwarzem Essig abschmecken.

- × Frische Kräuter – Koriander, oder wenn du es lieber magst, Petersilie passt sehr gut in die Brühe.

- × Etwas Fett, wie Butter oder Kokosöl, dazugeben. Das hält länger satt.

- × Etwas geriebene frische Kurkuma oder geriebener frischer Ingwer tut gut, vor allem wenn man erkältet ist.

## BRÜHE

Statt die Hühnerknochen oder die Lammkeule nach dem Abendessen wegzuwerfen, halte eine Ziplocktüte für das Gefrierfach bereit für alle übrig gebliebenen Knochen. Wenn es Zeit ist Brühe zu kochen, dann röstest du einfach die alten Knochen zusammen mit den neuen. Es klingt wie ein Brauch aus der nordischen Mythologie, aber funktioniert tatsächlich sehr gut.

# Mein Notizbuch

Als ich schwanger wurde, habe ich mir ein Notizbuch gekauft. Einfach ein leeres schwarzes Schulschreibheft, ohne Linien, für drei Euro. Ich hatte es immer dabei, es war mir ein treuer Begleiter, viel mehr als mein Mutterpass. In diesem Buch habe ich meine guten wie schweren Gedanken an mein Baby mitgeteilt. Es fühlte sich für mich nie natürlich an mit meinem Bauch zu reden, aber Gedanken hatte ich viele. Ich habe genau so viel für mein Baby wie für mich selbst geschrieben.

Als Lo endlich bei uns war, wurde mir dieses Notizbuch noch wichtiger. Ich dachte, vielleicht versteht er eines Tages, warum ich mit ihm um die Welt gezogen bin und warum ich das brauchte. Was alles auf der Erde ich ihm zeigen möchte. Vielleicht versteht er, wo er herkommt. Was meine innersten Werte sind. Ich hätte wahnsinnig gerne so etwas von meiner eigenen Mama gelesen. Ich habe ihm erklärt, warum es mir wichtig war, früh Zeit für mich zu bekommen. Warum es mir viel leichter fällt für ihn zu singen, als mit ihm zu reden. Warum ich es tatsächlich schwierig finde, mit einem kleinen Wesen zu sprechen, das nicht in Wörtern mit

mir kommuniziert. Dass ich eigentlich Schwedisch mit ihm reden möchte, aber immer wieder ins Deutsche verfalle, weil sein Papa noch kein Schwedisch versteht. Ich wurde immer sehr emotional beim Schreiben. Es war wunderschön.

Vielleicht liest er eines Tages meine oft durch Tränen verlaufene Tinte und versteht, dass ich mir so viele Gedanken gemacht habe, wie ich konnte, aus Liebe zu ihm, seinem Papa und mir selbst. Und wenn nicht, dann hat dieses Notizbuch mir manchen Tag gerettet.

Hier ein kleiner Auszug:

## Was ich dir zeigen möchte

- × Wie schön es ist, wenn man gute Massagen geben kann.

- × Dass es im Leben darum geht, ein guter Freund zu sein. Aber dass Respekt dir selbst gegenüber immer Vorrang hat.

- × Dass Heimat nicht ein bestimmtes Gebiet sein muss.

- × Dass man manchmal loslassen muss, auch wenn man schon viel investiert hat.

- × Wie einfach man ein Picknick zelebrieren kann.

- × Den Moment genießen.

- × Dass alles nicht perfekt sein muss, sondern meistens erst durch Fehler wirklich schön wird.

- × Der Geruch der ersten Frühlingssonne auf der Haut.

- × Dass nein immer nein heißt.

- × Graue Tage genießen.

- × Zuhören.

- × Dass Liebe kein Gas ist. Man muss seine Gefühle auch in Worten ausdrücken können.

- × Dass Weinen ein Zeichen von Stärke sein kann.

- × Dass gefühlte Fehlentscheidungen im Leben meistens auf lange Sicht keine Fehler sind. Nur dann, wenn man es nicht schafft, sie in etwas Gutes umzuwandeln.

- × Neugier.

- × Dass jeder Mensch unterschiedliche Prioritäten hat.

- × Dass es keine blöden Fragen gibt.

- × Dass Menschen, die nicht laut sind, mehr Zeit zum Denken haben.

- × Wie toll Tiere sind.

- × Wie es sich anfühlt, ein weiches Hasenfell zu streicheln.

- × Dass Rhythmus Glücksgefühle auslösen kann.

- × Wie schön Singen sein kann, und dass man, wo deine Mama herkommt, gerne im Bus singen darf.

- × Sich trauen, als Erstes zu klatschen.

# 3. Trimester

(25. – 40. SSW)

Besonderheiten beim letzten Arztbesuch:

------------------------------------------------

------------------------------------------------

------------------------------------------------

Wie geht es dir?

------------------------------------------------

------------------------------------------------

------------------------------------------------

Hast du das Bedürfnis, ein Heim einzurichten?
Andere Nestinggefühle?

------------------------------------------------

------------------------------------------------

------------------------------------------------

------------------------------------------------

Wie stellst du dir die Geburt vor?

------------------------------------------------

------------------------------------------------

------------------------------------------------

------------------------------------------------

# Zum

Hast du jemanden um Hilfe gebeten vor dem Wochenbett?
Worum hast du gebeten?

_____

_____

_____

_____

_____

_____

Wenn du eine Stunde/einen Tag allein bist
und Zeit nur für dich hast, was machst du gerne?

(Erinnere dich selbst daran, wenn du später mit Baby eine Stunde für
dich bekommst und dir vielleicht nichts einfällt, das du machen könntest.)

_____

_____

_____

_____

_____

_____

_____

## Ausfüllen

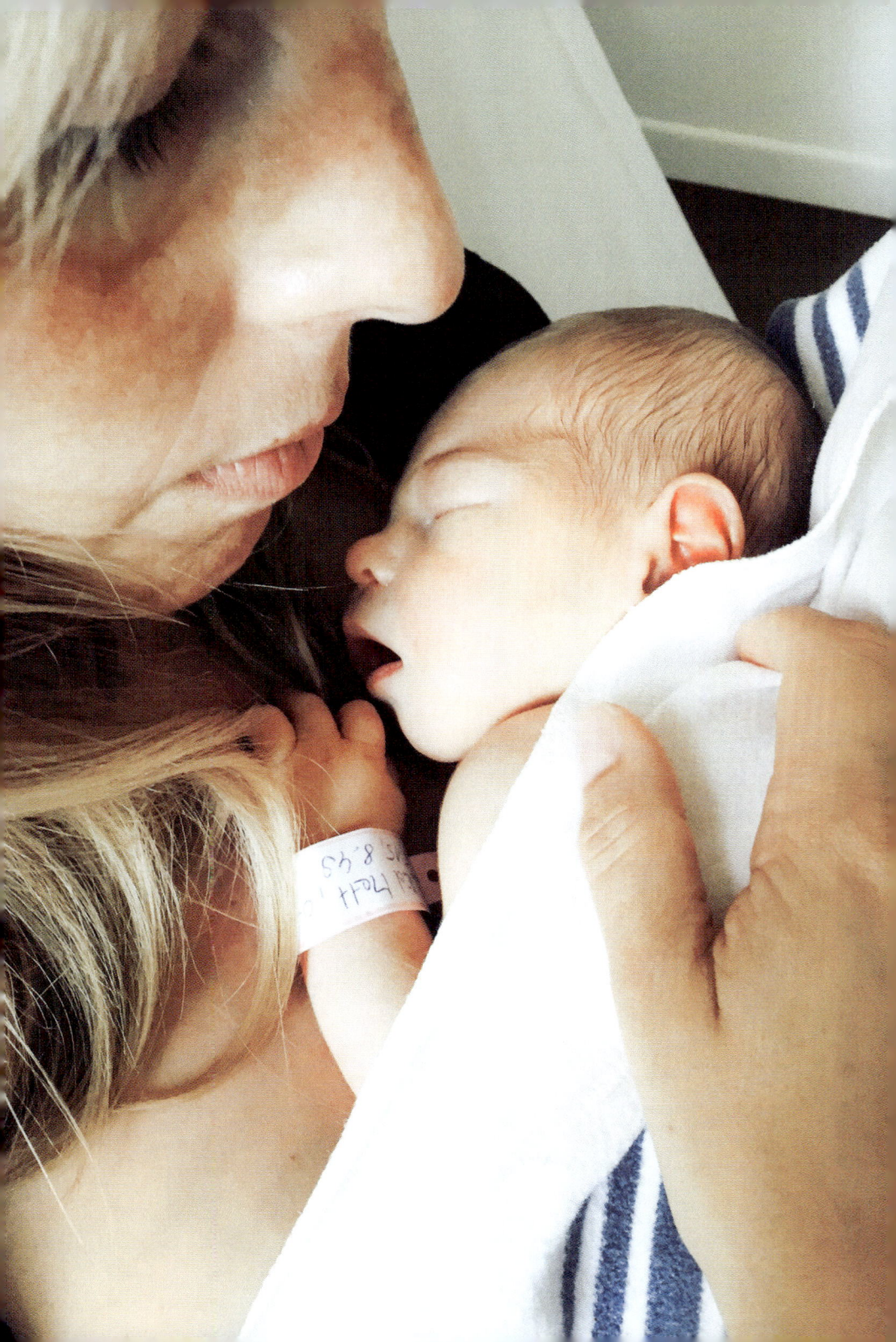

# 08

## Geburt

Und das soll der
schönste Tag meines
Lebens sein?
Oder ganz anders.
Wie ein
Gleitschirmflug.
Und denkt jemand
an den Papa?

„Ich schätze es hat einen Grund, dass mir noch nie eine Frau erzählt hat, was für ein Spaziergang ihre Geburt war. Eigentlich höre ich immer nur Horrorgeschichten."

„Tu mir bitte einen Gefallen und wechsle das Thema, sobald dir eine Mutter so etwas erzählt. Vermutlich ist ziemlich viel davon wahr. Aber es ist ihre Geburt und nicht deine, ihre Geschichte und nicht deine. Und du gehst nicht entspannter in diese Geburt, wenn du dir vorher ausmalst, was alles passieren kann."

„Ist es so schlimm, wie alle sagen?"

„Es tut weh. Es tut so weh, wie dir vermutlich noch nie im Leben etwas wehgetan hat. Aber du wirst auch so viel Kraft und Stärke haben wie noch nie, weil du weißt, was dich am Ende erwartet: dein Baby."

„Da habe ich ja gleich viel weniger Angst." [24]

# „Du brauchst keine Angst zu haben. Respekt vielleicht. Aber keine Angst. Das ist das Merkwürdige an so einer Geburt: Sie ist gleichzeitig das Größte und Mächtigste und Krasseste und Schönste. Du wirst Kräfte haben, von denen du nicht einmal wusstest, dass du sie hast."

Okka Rohd aus *Völlig fertig und irre glücklich*

Manche von uns haben Angst vor der Geburt, manche von uns sehnen sie herbei. Die einen sind verunsichert durch traumatische Erzählungen oder Erfahrungen von Müttern oder Freundinnen. Die anderen sind gestärkt durch positive Geschichten. Geburtserfahrungen gibt es so viele, wie es Mamas gibt. Für dieses Buch habe ich nach realistischen, ehrlichen Erfahrungsberichten gesucht, die aber keine Horrorstorys sind. Es hat sich gezeigt, dass solche inspirierenden Geschichten sehr leicht zu finden sind. Am liebsten hätte ich sie alle abgedruckt. Hier ist meine persönliche Auswahl von vier Geburtsberichten:

# Geburtserfahrung eins: Anders als geplant

Neun Monate hatte ich Zeit, mich auf dieses urzeitliche Phänomen vorzubereiten – doch eine Geburt lässt sich nicht planen! So weit mal die Theorie, an die ich mich auch in der Praxis (so gut es eben geht) versucht habe zu halten. Insgeheim hatte ich aber dennoch natürlich so meine Vorstellungen: von der zeremoniellen Geburt in intimer Runde – mit meinem Freund und der Hebamme – in der heimischen Badewanne, bei Kerzenschein, einer Tasse Kakao und mit ganz viel Zeit. So natürlich wie möglich sollte es sein, wenn machbar sogar zu Hause stattfinden. Woher dieses unerklärliche Urvertrauen in meinen Körper kam, weiß ich nicht. Eine Hausgeburt als Erstgebärende schien von Anfang an ein gewagtes Unterfangen und für mich dennoch die einzige Alternative zu einem hell erleuchteten Krankenhaussaal, umringt von Menschen in grünen Kitteln – davor hatte ich zugegeben die größte Angst. Solange es aus medizinischer Sicht nicht dringend notwendig war, war das schon mal keine Option für mich. Aber es sollte natürlich anders kommen …

Die Geburt meines Sohnes war kurz (insgesamt sechs Stunden) und heftig. Da es meine erste Schwangerschaft war, war alles zwangsläufig Neuland für mich. Fragen wie „Woran erkenne ich eine richtige Wehe?" wurden bereits vier Wochen vorm errechneten Geburtstermin Thema. Ich hatte regelmäßig Vorwehen, die ich natürlich nur vom Hörensagen kannte. Anfangs zunehmend verunsichert, tat ich diese zum Ende hin lässig als notwendige Übungswehen ab und verpasste mit dieser (mehr oder weniger tapferen) Einstellung ein bisschen den eigentlichen Geburtsauftakt. Daran war aber auch noch ein anderer Fakt Schuld: der Schleimpfropf – noch eine Sache, die ich nur vom Hörensagen kannte. Der hatte sich – so nahm ich zumindest an – bei mir nämlich schon zwei Wochen vor dem errechneten Geburtstermin gelöst. Heute weiß ich: Das stimmte nur bedingt, denn anscheinend kann dieser auch etappenweise abgehen. Jedenfalls rechnete ich aufgrund dessen zwei Wochen lang damit, dass es jede Sekunde losgehen würde, auch weil das Baby bereits in bester Startposition lag. Dem war aber nicht so, und ich musste lernen, mich in (Un-)Geduld zu üben. (Un-)Geduld, die bald in Gelassenheit umschlug und auch damit wieder dazu beitrug, den Startschuss ein wenig zu übergehen.

Und das, wo ich insgeheim das Gefühl hatte, unser Sohn würde sich ganz penibel an den errechneten Geburtstermin halten. Der war auf einen Donnerstag Ende Februar angesetzt, und ich war fast sicher, dass es Mittwochabend losgehen würde. Diese Gewissheit hängt mit einer traurigen Anekdote zusammen: Während der Schwangerschaft ist leider die Großmutter meines Freundes von uns gegangen. Die beiden standen sich sehr nahe, und auch, wenn wir ihr die frohe Botschaft noch verkünden konnten – ihren Urenkel persönlich kennenzulernen war ihr nicht mehr vergönnt. All das schien einem höheren Plan zu folgen, denn der voraussichtliche Geburtstag unseres Sohnes war auch ihr Geburtstag.

An dem besagten Vorabend wollte mein Freund noch einmal kurz weg. Intuitiv tat ich allerdings gut daran, ihn zu bitten, zu Hause zu bleiben. Ich verspürte schon den ganzen Tag über wieder die vermeintlichen (Vor-) Wehen, keine Viertelstunde später sollte die anscheinend erste richtige folgen. Selbst jetzt war ich allerdings noch unschlüssig, ob das wirklich der Auftakt war. Als sich diese aber binnen einer Stunde auf regelmäßige Abstände von drei Minuten einpendelten und sich kurz darauf auch noch der tatsächliche Schleimpfropf löste (erster großer Aha-Effekt), war klar, dass wir mittendrin waren. Die nächsten vier Stunden verbrachte ich zurückgezogen und tönend auf der Couch – mit geschlossenen Augen und in mich gekehrt. Mein Freund war die ganze Zeit an meiner Seite, atmete sich mit mir durch jede Welle und war von der ersten Sekunde an eine großartige Unterstützung – ohne ihn hätte ich diese Nacht definitiv nicht mit derselben Courage durchgestanden. Von Kerzenschein, romantischer Musik oder Kakao wollte ich zu dem Zeitpunkt allerdings nichts mehr wissen.

Bereits Wochen vor der Geburt hatten wir beschlossen, so lange wie möglich zu zweit zu bleiben und die Hebamme erst so spät wie möglich dazuzuholen. Als die Intensität der Wehen nach vier Stunden noch einmal einen Gang zulegte, bat ich meinen Freund, sie dann aber doch anzurufen – ich selbst wäre jetzt dazu nicht mehr in der Lage gewesen. Mittlerweile war es kurz nach Mitternacht und sie binnen zwanzig Minuten bei uns. Vorsichtshalber stellte ich mich darauf ein, dass sie mir einen zu dem Zeitpunkt zwei bis drei Zentimeter weit geöffneten Muttermund und eine mindestens noch einmal so lange Eröffnungsphase diagnostizieren würde. Mit der nächsten Wehe dann die Überraschung: „Du bist vollständig geöffnet, wenn du das Bedürfnis verspürst zu pressen, kannst du das jetzt jederzeit tun." Ich war baff (zweiter großer Aha-Effekt!). Obwohl ich das Gefühl hatte, dass das Köpfchen unseres Sohnes bereits (unangenehm) tief ins Becken gerutscht war, hatte ich damit nicht gerechnet und war für den nächsten Schritt scheinbar nicht bereit. Von dem Zeitpunkt an verlor ich die Kontrolle; mir ging schlichtweg alles zu schnell. Bis dahin hatte ich noch in keiner anderen Position als liegend auf der Couch zugebracht. Der Versuch, in der Badewanne weiterzumachen, scheiterte. Auch im Stehen oder Hocken fand ich keine Ruhe mehr. Ich war verzweifelt. Die Schmerzen waren erträglich, aber der Druck in meinem Unterlieb schlichtweg zu viel für mich. Ich konnte die Energie der Wehen einfach nicht an die besagte, richtige Stelle „leiten" und hätte auf gut Deutsch gesagt am liebsten alles hingeschmissen. Meine Hebamme riet mir noch einmal Blase und Darm zu leeren, um mehr Platz zu schaffen, aber auch das wollte nicht gelingen. Als mit der nächsten Wehe schließlich die Fruchtblase platze, offenbarte sich uns grün verfärbtes Fruchtwasser. Das bedeutet erst einmal ganz banal, dass sich das Baby irgendwann ins Fruchtwasser „erleichtert" hat, weil es Stress hatte – ob während des Geburtsprozesses oder bereits in den Wochen zuvor, ist ungewiss. Klar ist nur, dass das medizinisch abgeklärt gehört. Für uns hieß das: Die Hausgeburt war damit beendet; wir hatten mit der Hebamme bereits im Voraus abgesprochen, dass wir in so einem Fall ins Krankenhaus verlegen würden – und das taten wir!

So fand ich mich schließlich – entgegen meinen Vorstellungen von einer ausschließlich intimen Gesellschaft – neben meiner Hebamme und zwei wildfremden jungen Sanitätern im Rettungswagen wieder. Mein Freund fuhr im Auto hinterher. Das Licht war grell, die Liege eng und unbequem. Ich hatte mir nur hilfsbedürftig etwas übergezogen, dank geplatzter Fruchtblase unter anderem eine dieser monströsen Inkontinenz-Unterhosen. Meine Wehen waren zu dem Zeitpunkt so heftig, dass ich gar nicht anders konnte, als mir lautstark Luft zu verschaffen. Gott sei Dank konnte ich die Reaktion der anderen darauf nicht wirklich sehen: Ich hatte meine Brille zu Hause vergessen und natürlich auch keine Zeit mehr für Kontaktlinsen – das ermöglichte mir immerhin (weil ich selbst nicht viel erkennen konnte) auch für die anderen irgendwie „unsichtbar" zu bleiben.

Im Krankenhaus angekommen wurden wir (leider) von einem sehr angespannten Team aus Ärztin, Hebamme und Arzthelfer empfangen. Alle schienen es extrem eilig zu haben, den jungen Mann auf die Welt zu holen. Und das, obwohl seine Herztöne die ganze Zeit über normal waren. Selbst als die Hebamme und die Ärztin auf ihre zugegeben fragwürdige Art nachhalfen (Ich bekam ungefragt einen Dammschnitt, und die Hebamme hat ihm in der Wehe durch Druck auf meinen Bauch Starthilfe verpasst – was allerdings sehr viel dramatischer klingt, als es währenddessen wirklich war – nichts, wovor Frau Angst haben muss!), konnte ihn das wenig beeindrucken. Eine Wehe und einmal Hecheln später war er da. Zwischen meinen Beinen lag wie aus dem Nichts ein rosiger kleiner Mensch. Unser Baby. Unser Sohn. Kerngesund und fidel. Ich hatte Mühe zu verstehen, was gerade passiert war. Ich dachte immer nur: „Das kann doch alles nicht wahr sein." Neun Monate hatte ich Zeit, mich auf diesen Moment vorzubereiten – darauf, Mutter zu werden – und war es doch mit keiner Silbe. Ich war erschöpft und glücklich wie nie zuvor in meinem Leben. Mein Kopf war leer und mein Herz erfüllt von purer Liebe.

Mein Fazit: Ich hatte zwar (m)eine spontane Geburt ohne Schmerzmittel und doch war ich anfangs ein wenig enttäuscht über den Verlauf.

Mittlerweile glaube ich, dass das nur der erste große Test war. Denn genau vor meiner eigenen Unzulänglichkeit hatte ich die meiste Angst. Angst zu versagen – während der Geburt und später in meiner Rolle als Mutter. Mit dem etwas unverhofften Verlauf kam dann auch die ein oder andere notwendige Erkenntnis. Einzusehen, dass es manchmal unerlässlich (und keineswegs schlimm) ist, Hilfe anzunehmen! Einzusehen, dass zukünftig so manche Dinge nicht mehr in meiner Hand liegen würden! Denn Mutter zu werden ist in allen Belangen ein ungewisses Abenteuer. Eines, das mich viel Mut, Durchhaltevermögen und Kampfgeist gekostet hat und das von jetzt an ein Leben lang tun wird. Die Geburt war nur der erste Schritt … s.

## Geburtserfahrung zwei: Denkt jemand an den Papa?

Es hat sich ja in den letzten Jahren etabliert, dass der Mann bei der Geburt dabei sein sollte oder sogar muss. Auch ich hatte diese Einstellung angenommen und irgendwie auch nicht hinterfragt. Mein Mann und ich hatten ab und zu über das Thema Kreißsaal gesprochen. Er war zögerlich, wenn es darum ging, bei der Geburt dabei zu sein. Ich habe aber leider nicht auf die Zwischentöne geachtet und einfach entschieden, dass er dabei sein muss, weil das eben so ist. Ich war der Meinung, er ist mein Mann, und wenn er das nicht macht, lässt er mich im Stich.

Heute sehe ich das komplett anders. Ich glaube, man achtet generell beim Thema Schwangerschaft und Geburt viel zu wenig oder sogar überhaupt nicht auf seinen Mann. Ich war nicht anders.

Ich hatte meine ältere Schwester gebeten, als Backup dabei zu sein. Vielleicht hatte ich unterbewusst doch kein so gutes Gefühl dabei, meinen Mann dazu zu drängen, dabei zu sein.

Mein armer Mann war völlig überfordert mit der Situation, die Aufregung, dass er bald Vater sein würde, seine Frau, die da vor Schmerzen schrie, seine generelle Abneigung gegen Krankenhäuser, Ärzte und alles, was seiner Frau wehtun könnte. Ich habe ihn nicht wiedererkannt. Ich habe wortwörtlich gesagt: „Du bist gerade ein völlig anderer Mann." Normalerweise ist mein Mann der Fels in der Brandung, groß und stark.

Nach sieben Stunden heftigster Wehen kam endlich meine Schwester, und ich konnte meinen Mann erlösen, indem ich ihm die Entscheidung überlassen habe. Er saß dann zehn Stunden weinend vor dem Kreißsaal und hat gewartet, bis meine Schwester ihn reingeholt hat, als das Köpfchen zu sehen war. Im entscheidenden Moment war er also dabei. Er hat die Nabelschnur durchtrennt.

Es war ein Prozess, dass ich das so sehen kann wie heute. In den ersten Monaten habe ich mich von ihm im Stich gelassen gefühlt. Wir haben viel darüber gesprochen, und ich habe viel darüber nachgedacht, um an diesen Punkt zu gelangen. Heute tut es mir unendlich leid, ihn nicht gehört zu haben.

Deswegen kann ich nur allen Paaren raten, sehr offen über das Thema Geburt zu reden und vor allem genau hinzuhören, speziell auch dem Mann zuzuhören. Jeder geht anders mit dem Thema um, man darf sich nicht von allgemeinen Erwartungen lenken lassen. Ich kenne einige Männer, die heute sagen, sie wären lieber nicht dabei gewesen, für sie war es eine der traumatischsten Erfahrungen. s.

## DER PARTNER BEI DER GEBURT

*Sprich mit deine*m Partner*in über eure Erwartungen und Ängste vor der Geburt. Nimm eventuelle Ängste wahr und hab Verständnis dafür. *Sucht euch einen Geburtsvorbereitungskurs, der auch den/die Partner*in einbezieht.

# Geburtserfahrung drei: Ein Kaiserschnitt

Mein Kaiserschnitt war geplant. Schon in der 14. Woche wusste ich, dass ich nicht vaginal entbinden werde. Eine Risikoschwangerschaft. Im Idealfall schon in Woche 37, um nicht zu riskieren, dass ich Wehen bekomme.

Als sich die Woche näherte, fühlte ich mich nicht bereit. Weit weg von bereit. Ich hatte kaum Nesting-Gefühle, nichts war vorbereitet zu Hause, mental eingestellt auf das Mamawerden war ich definitiv nicht. Mein Mann hatte sich schon freigenommen. Diese Zeit war einzigartig.

Wir haben die Zeit zusammen genossen, und am liebsten hätte ich drei weitere Wochen mit ihm allein gehabt. Mein Körper war auch nicht bereit für eine Geburt. Ich hatte kaum Vorwehen. Ich war fit wie ein Turnschuh und bin täglich durch die Stadt geradelt ohne Probleme. Nur das Schlafen war anstrengend geworden. Ich fühlte auch, dass mein Baby noch nicht bereit war. Er war noch so klein, gerade mal zwei Kilo schwer. Ich wollte es so lange wie möglich tragen und ernähren.

Dann, drei Tage vor dem geplanten Kaiserschnitt, hat eine Erkältung aus der Hölle bei mir an die Tür geklopft. Fieber und der übelste Husten hatten mich erwischt. Ich stellte mir die Schmerzen vor, mit denen mich der Husten mit einer Kaiserschnittwunde quälen würde. Irgendwie war mir klar, dass mein Sohn jetzt nicht kommen wollte. Und der weibliche Körper, der so stark und schlau sein musste und den richtigen Moment für eine Geburt finden würde, konnte doch nicht so blöd sein, jetzt mit Wehen zu beginnen, wenn es mir am schlechtesten ging? Ich habe mich entschieden, das Risiko einzugehen, und den Arzt angerufen und gebeten meinen Kaiserschnitt eine Woche später einzuplanen.

Am Abend vorher habe ich ein großes Essen bei meinem Lieblings-italiener genossen, habe gut geschlafen und meinen Koffer gepackt.

Als wir morgens um 7.30 Uhr in der Klinik ankamen, habe ich mir immer noch gewünscht, dass mir noch ein paar Tage gegeben würden. Ich habe gesagt, wie gerne ich meinen Platz an jemanden in Not abgeben würde. Die Klinik war voll, aber das war kein Grund, dass ich wieder hätte gehen dürfen. Stattdessen ging alles sehr schnell. In wenigen Minuten wurde ich ausgezogen und gewaschen. Noch nie hat Espenlaub so gezittert wie ich, als ich mich nach vorne beugen musste, um meine PDA zu bekommen. Mir liefen die Tränen runter, und zum ersten Mal hatte ich wirklich Angst. Mein Mann wartete draußen, warum er nicht dabei sein durfte, haben wir nicht verstanden. Ich hatte Sorge, dass mir nicht erlaubt werden würde, ein sogenanntes Vaginal Seeding für mein Baby machen zu lassen (die Bakterienkultur aus meiner Scheide an mein Baby weiterzugeben, um ihm hoffentlich „einen gesunden Start ins Leben zu geben"), aber die Hebamme fand es ganz natürlich und hat mir geholfen.

Kurz bevor es losging, kam mein Mann in den Raum. Sein Gesicht blieb ganz, ganz nah an meinem, und er hielt mich fest.

Es ist wahnsinnig, wie schnell dann alles ging. Plötzlich war er da, unser Sohn. Etwas bläulich, blutig, aber ganz gesund.

Ich habe den Kaiserschnitt nie bereut. Jede Geburtsform hat Vor- und Nachteile. Ja, es hat höllisch wehgetan danach. Aber genügend Schmerz-mittel und Miederhosen haben das erleichtert. Auch Calendula-Essenz gegen das Brennen nach dem Katheter. Dass ich mich erst langsam wieder bewegen sollte, war auch nicht nur schlecht: So war mein energischer Charakter dazu gezwungen, im Bett zu bleiben. Mein Mann hat mir die meisten praktischen Aufgaben abgenommen – anders ging es nicht –, und aufgrund dessen war er von Anfang an der Wickel-Profi, der die Signale unseres Sohns manchmal besser lesen konnte als ich. Ich glaube aber, das Wichtigste ist, dass man sich selbst nicht vorwirft, dass man es „nicht geschafft" hat.

Im Nachhinein gibt es nur eine Sache, die mich an meinem Geburtserlebnis stört: dass mein Kaiserschnitt ständig von meiner Umgebung in Frage gestellt wurde. Dass davon ausgegangen wird, dass ich lieber eine vaginale Geburt gehabt hätte. Ich bin mir sicher, dass keiner meiner Freunde böse Absichten hegte, als sie meinen Kaiserschnitt mit dem einfühlsamen Ausruf „Es tut mir leid" kommentiert haben in den Monaten vor und nach der Geburt. Aber aus meiner Perspektive beinhalten diese Kommentare eine Bewertung, nämlich die Annahme, ich hätte mir eine Vaginalgeburt gewünscht, und dass ich etwas verpasst habe.

Selbst habe ich darüber nicht viel nachgedacht und noch weniger bereut. Alles ist gut gegangen. Mein Kind – und ich selbst – sind heil und gesund. Und das ist alles, was für mich zählt. Erst mit der immer wiederkehrenden Frage, mit der Erwartungshaltung, dass es einen Grund geben müsste, warum es mir damit schlecht gehen soll, habe ich mich gefragt, ob ich doch etwas verpasst habe.

Ich wünsche mir, dass wir auf andere Geburtserlebnisse mit weniger Bewertung reagieren. Es gibt Kaiserschnitte, die sehr unerwünscht sind. Aber es gibt auch Kaiserschnitte, die Leben retten und dann erst unerwünscht werden, weil die Umgebung auf sie herabschaut. M.

# Kaiserschnitt-Tipps
## *Monika Siller,*
## *Physiotherapeutin*

In den westlichen Industrieländern kommt fast jedes
dritte Kind per Kaiserschnitt auf die Welt. Trotz
dieser hohen Zahl fehlt es oft an Informationen,
wie man am besten den Heilungsprozess der Narbe
unterstützen kann.

Physiotherapeutin Monika Siller unterstützt Frauen
nach Kaiserschnitten bei der Rückbildung und führt
eine eigene Praxis im Land Salzburg. Außerdem
hat sie einen Lehrauftrag an der Fachhochschule
Salzburg. Hier teilt sie mit uns 13 hilfreiche Tipps:

**01.** „FRAG nach": Wenn du noch Fragen zum
Kaiserschnitt, zur Narbenversorgung, zu deinem
geborenen Kind oder zum Wochenbett hast, dann
frag bei Hebammen und Gynäkologen nach. Etwas
begreifen zu können ist der beste Heilungsweg.

**02.** „Nimm dir RUHE": Eine Operation mit ober-
flächlichen und tiefer liegenden Narben braucht
eine etwas verlängerte Rekonvaleszenz im
Gegensatz zu einer kleinen, oberflächlichen
Verletzung. Deswegen ist es in den ersten Tagen
unbedingt notwendig, die Narben (an der Haut, der
Unterhaut, den darunter liegenden Faszien und der
Gebärmutter) in Ruhe einheilen zu lassen.

**03.** „BAUCHATMUNG bewegt": Lege deine Hände
etwas oberhalb der Narbe auf deinen Bauch und
atme zu deinen Händen hin. Dein Bauch wird sich
durch die Einatmung etwas nach außen wölben
und bei der Ausatmung wieder zur Körpermitte hin
sinken. Versuche, über die Atemtiefe individuell
eine gute, schmerzfreie Dosierung zu erreichen und
steigere dich täglich etwas mehr. Die Bewegung
forciert die Narbendurchblutung entscheidend.

**04.** „Erlerne richtiges ABHUSTEN": Durch die
Liegezeit kann sich Sekret in der Lunge ansammeln,
welches du abhusten möchtest, dich aber aufgrund des
Narbenschmerzes, der dadurch entstehen könnte,
nicht traust. Eine Möglichkeit ist immer, die Narbe
mit deinen Händen gut zu fixieren, das Sekret zuerst
nach oben zu räuspern und dann erst abzuhusten.

**05.** „Steh LANGSAM auf": Die Kreislaufsituation
ist bei allen Wöchnerinnen etwas schwach, weil
der Kreislauf durch die Trennung des mütterlichen
und des kindlichen Kreislaufs und durch den
Blutverlust sich neu einstellen muss. Die hormonelle
Situation und die mit dem Kaiserschnitt verbundene
vermehrte Liegezeit führen zu einer erhöhten
Thrombosegefahr. Dieser kann durch Gehen und
insbesondere durch ein gutes Abrollen der Füße
dabei entgegengewirkt werden. Beginne unbedingt noch im Liegen, die Füße nach unten zu
spannen und zu dir herzuziehen. Dabei kommt
die Wadenmuskulatur abwechselnd in Spannung
und Entspannung. Drücke dann eine Ferse mit
angewinkeltem Knie in die Unterlage und komm so
über die Seitenlage zum Sitzen am Bettrand. Trink
einen Schluck Wasser und bewege wieder deine
Füße. Wenn du merkst, dass dein Kreislauf noch
nicht gut in Schwung kommt, lege dich wieder sicher
zurück und versuche es später noch einmal.

**06.** „Bring etwas DRUCK auf deinen Bauch": Um
die Rückbildung der Gebärmutter zu unterstützen,
ist es wichtig, dass dieses Gewebe adäquate Reize
bekommt. Stelle dich dafür mit deiner Vorderseite
vor einen Tisch und lege ein Polster so darauf, dass er
unter deinem Bauch zu liegen kommt, wenn du dich
langsam darüberbeugst. Stütze dich zuerst vorn auf
dem Tisch mit den Unterarmen ab und versuche
langsam mehr und mehr Gewicht auf deinen Bauch
zu bekommen. So kannst du den für dich gut
verträglichen Druck dosieren. Zusätzliche Bauchatmung erhöht den Effekt und mobilisiert die Narbe.

**07.** „Lass die Bauchnarbe in ihrer LÄNGE heilen":
Jede Narbe passt sich den vorgegebenen Bewegungen und Lagerungen funktionell an. Wenn du
häufig sitzt, dann kommt viel Druck durch deinen
Oberkörper auf die Narbe, und sie wird sich zum
Schutz verdichten, verkürzen und wulstig abheilen.
Versuche immer, eine gute Abwechslung zwischen
eher flachem Liegen in Seitenlage oder später, wenn
die Narbe nicht mehr schmerzt, auch Bauchlage mit
einem Polster darunter einzunehmen und dazwischen zu gehen und natürlich auch einmal aufrecht
zu sitzen. Das sind gute Reize für die Bauchnarbe.

**08.** „Berühre deine NARBE": Du hast verschiedene Möglichkeiten, deine Hautnarbe selbst zu mobilisieren. Dies bringt eine verbesserte Durchblutung ins Wundgebiet, animiert die Hautnerven, die durch den Schnitt durchtrennt wurden und die Missempfindungen hervorrufen, wieder auszusprossen und das Hautgebiet zu versorgen.

Achte darauf, ob sich das Hautgebiet eher taub oder hypersensibel anfühlt. In beiden Fällen kannst du grundsätzlich die gleiche Technik ausprobieren:

× Arbeite dich von einer Seite zur anderen und stell dir vor, dass du mit deinen Fingerkuppen eine sanfte Zug-Druck-Bewegung abwechselnd nach oben und nach unten durchführst.

× Streichle deine Narbe sanft mit einem Babybürstchen. Später kannst du punktueller auch ein Baby-Zahnpflegeset verwenden — hier sind verschiedene Noppen und Härtegrade verfügbar.

**09.** „TAPING hilft": Lass dir von einer Physiotherapeutin zeigen, wie du selbst einen Kinesio-Tape-Verband gitterförmig anlegen kannst. Die Tapestreifen können einige Tage auf der Narbe bleiben, außer sie würden jucken und/oder kratzen — das wäre ein Zeichen einer Allergie, welche aber aus meiner Erfahrung kaum vorkommt. Die Tapeanlage hilft dir bei der Verbesserung der Mobilität der verschiedenen, noch verklebten Hautschichten gegeneinander. Die Narbe wird nach Abnahme als Zeichen einer verbesserten Heilung viel blasser erscheinen als zuvor. Auch verbessert sich die Sensibilität deutlich und nachhaltig.

**10.** „Achte auf die Zeichen eines guten FLUSSES": Beim heute üblichen Operationsschnitt an der Schamhaargrenze werden durch die quere Verlaufsform einige energetische Bahnen (Meridiane), die von oben nach unten — oder umgekehrt — laufen, durchtrennt. Die Narbe bildet eine Barriere, den Fluss blockiert. Diese Sichtweise aus der östlichen Medizin kann auf die anatomische Sichtweise der westlichen Medizin übertragen werden, indem man sich vorstellt, dass Blut und Lymphgefäße an den Verbindungsgrenzen der Faszienstrukturen laufen und sich diese Anlagen fast immer mit den Meridianen decken. Immer wieder klagen Frauen über kalte Füße, Schwellungen unterhalb oder auch oberhalb der Narbe, was z.B. Zeichen einer solchen Flussstörung wären. Viele Physiotherapeut(inn)en und Masseure sind darin ausgebildet, die Meridiansysteme zu behandeln. Du kannst in jedem Fall deine Narbe mit einer energetischen Salbe eincremen.

**11.** „Lass dich von Physiotherapeut(inn)en mit tiefen Faszientechniken behandeln": Dabei werden die Gewebeschichten der Haut und der Faszienstrukturen gegen die Harnblase, die Gebärmutter und deren Aufhängestrukturen bewegt. Dann kommen meist relativ rasch eventuelle Probleme mit deiner Blase oder tiefer liegende Beschwerden wieder ins Lot.

**12.** „ÜBE mit deiner Beckenbodenmuskulatur": Sie hat eine große Bedeutung für die Beweglichkeit der tiefen Strukturen und der tiefen Bauchmuskulatur. Du kannst dies testen, indem du deine Scheide kräftig nach innen spannst und dabei beobachtest, dass sich gleichzeitig dein Nabel nach hinten oben zieht.

**13.** „Mit deiner Beckenbodenmuskulatur verbessert sich auch deine tiefe Bauchmuskulatur": Diese beiden bringen dir in Kombination miteinander bald wieder deine Bauchform zurück. Lass dich dazu aber unbedingt durch Fachpersonen (Physiotherapeut(inn)en und Hebammen) anleiten! Besuche in jedem Fall ab fünf Wochen nach einem Kaiserschnitt eine Rückbildungsgruppe bei deinem/-r Physiotherapeuten/-tin oder deiner Hebamme!

Gut zu wissen:

× Dein gewohntes Gefühl rund um die Narbe kommt meist nach 1–2 Jahren wieder retour! Durch gute Unterstützung der Narbenheilung gelingt dies meist früher.

× Achte im Alltag immer gut auf deine Haltung! Sie unterstützt die Narbenheilung und das Training von Beckenboden und Bauch.

× Verlasse dich bei der Dosierung immer gut auf dein Gefühl. Alle Interventionen sollten schmerzfrei erfolgen!

× Frauen mit heller Haut neigen eher zu blassen, planen Narben; Frauen mit dunkler Haut eher zu wulstigen, überschießenden Narben.

× Eine Kaiserschnittnarbe, welche noch einmal (z.B. durch einen weiteren Kaiserschnitt) eröffnet werden musste, heilt in der Regel etwas anders ab.

× Wende dich unbedingt an eine/-en Physiotherapeutin/-ten, sollte die Narbe nicht gut heilen, Missempfindungen verursachen oder sehr wulstig sein!

× Auch eine manuelle Lymphdrainage kann eine wertvolle Hilfe bei einer Schwellung der Beine oder der unteren Bauchregion durch die Narbenbarriere leisten.

# Geburtserfahrung vier: Kurz, aber kraftvoll

Samuels und meine Geburtsgeschichte aufzuschreiben war für mich kein einfacher oder schneller Prozess. Seine Geburt war nicht außerordentlich lang oder aufregend, ganz im Gegenteil: Nichts Ungewöhnliches ist passiert. Trotzdem ist sie für mich – ganz offensichtlich – ein besonderes Ereignis, und gerade in ihrer Normalität liegt für mich ihre besondere Ruhe. Meine Schwangerschaft mit Samuel war nicht geprägt von Krankheiten oder physischen Einschränkungen, sondern vielmehr vom emotionalen Auf und Ab zukünftiger Eltern, die sich in einer vollkommen unerwarteten und ungeplanten Situation befanden. Körperlich ging es mir – weitestgehend – gut, und schwanger sein an sich empfand ich als wundervoll und bestärkend, als hätte mein Körper endlich einen Zustand gefunden, der wirklich zu ihm passt. Das kleine Puzzleteil Samuel, das meinen Bauch mit jedem Tag mehr ausfüllte und ausdehnte, erfüllte mich, trotz aller Schwierigkeiten, mit viel Zuversicht und Vorfreude.

Etwa drei Wochen vor dem errechneten Geburtstermin kam ich von einer kurzen Reise wieder nach Hause und fühlte mich müde. Jeder Millimeter meines Körpers war erschöpft – ein klares Zeichen der anstehenden Geburt, das ich vollkommen fehlinterpretierte. Fast eine weitere Woche lang fühlte ich mich morgens genauso unausgeschlafen wie abends. Die Rückenschmerzen waren schwer zu ertragen, das Sodbrennen wurde zu einem konstanten, nervigen Begleiter, und die Inkontinenz war ein weiterer Gast, der mich ungefragt durch den Tag begleitete. So war es nicht vollkommen erstaunlich, dass ich eines Freitagnachts im April, noch immer mehr als zwei Wochen vom Geburtstermin entfernt, gegen Mitternacht aufwachte und das mir so unangenehm bekannte Gefühl einer nassen Unterhose spürte. Genervt stand ich auf, ging zur Toilette und stellte fest, dass noch immer ein unaufhörlicher Strahl einer hellen, matten Flüssigkeit aus mir rauslief. Da mir die Situation ungewöhnlich vorkam, weckte ich meinen Freund, der mich, noch im Halbschlaf, versuchte zu beruhigen. Da sich mein Gefühl aber nicht verflüchtigte, riefen wir mit schlechtem Gewissen unsere Hebamme an, die uns nach einer kurzen Beschreibung der Flüssigkeit die nahende Geburt prognostizierte.

Nun weiß jeder, der einen Geburtsvorbereitungskurs besucht hat, dass eine Geburt in Phasen verläuft. In der sogenannten Eröffnungsphase bereitet sich der Körper mit mittelstarken Wehen, die in großen Abständen kommen, aber schnell wieder gehen, auf den anstehenden Geburtsprozess vor. Diese Periode kann sich über viele Stunden, sogar Tage ziehen, und nicht selten werden panische Eltern vom Kranken- bzw. Geburtshaus wieder nach Hause oder auf lange Spaziergänge geschickt. Da ich mir diese

Folter ersparen wollte, nahmen wir die Empfehlung unserer Hebamme an und legten uns erneut schlafen. Kurze zehn Minuten später allerdings wurde meine Körpermitte von unerträglichen Schmerzen überfallen, die mich in einem fort malträtierten.

Nach zwei Stunden, in denen ich keine bequeme Position mehr fand, mein Freund hektisch versuchte alles vermeintlich Notwendige für den kleinen Reisenden zusammenzusuchen (wir hatten noch keine Geburtshaustasche gepackt, so unwahrscheinlich schien uns eine zu frühe Geburt), warf ich die Arme in die Luft und beauftragte den zukünftigen Papa erneut, unsere Hebamme anzurufen und ein Taxi zu organisieren. Eine fürchterliche, kopfsteinpflastergeschüttelte Fahrt später erreichten wir unser Geburtshaus, und nur wenige Minuten danach war klar: Der Muttermund war schon weit geöffnet. Dieses Baby wird nicht mehr lange auf sich warten lassen!

In diesem Moment, nachdem all unsere Hektik von uns abfiel und ich endlich das Gefühl hatte, genau an dem Ort zu sein, an den ich gehörte, umhüllte sich mein Körper mit Ruhe. Für den Rest der Geburt gab ich kaum einen Laut mehr von mir, empfing mit großer Dankbarkeit die Erleichterung des Badewassers, das für mich vorbereitet worden war, und konnte mich in die Gewissheit entlassen, dass mein Körper genau das tat, was er tun sollte. Die Schmerzen ließen nach und wurden abgelöst von zielgerichteten, produktiven Wehen. Nach kurzer Zeit spürte ich das unbedingte Bedürfnis, auf die Toilette zu gehen, um dem Baby mehr Platz zu geben.

Dort angekommen erfüllte mich jedoch die Angst, mein Kind beim Drücken ins Klo plumpsen zu lassen. Um diesem eigentlich absurden und unbestimmten Gefühl nachzugehen, fasste ich mir vorsichtig an die Scheide und fühlte – eine haarige Schädeldecke. In diesem Moment hätte ich vermutlich Panik empfinden sollen, stattdessen stand ich ruhig auf, verließ das Bad, legte mich wieder in die Wanne und rief meine Hebamme. Und tatsächlich, sie bestätigte, was ich bereits ahnte – zwischen meinen Beinen war ein kleiner Kopf aufgetaucht. Schon mit der nächsten oder übernächsten Wehe verließ er endgültig meinen Körper, und wenig später war mein ganzer kleiner Junge geboren. Er war wunderschön und sehr klein. Seine Geburt in diese Welt und meine Geburt als Mama waren kurz, aber kraftvoll. s.

# „Zu einer PDA gehört auch ein Katheter…" M.

—— „Ich dachte, ich sei vorbereitet. Ich hatte ja schon ein Kind. Aber die Schwangerschaft, die Geburt, das Wochenbett – alles war anders. Es war, als wäre ich eine Slalom-Weltmeisterin, die dann bei der WM doch auf der Skisprungschanze antreten muss. Ich war ein vollkommener Rookie.
Deswegen: Andere Mütter wissen es nicht immer besser – auch wenn sie mehrere Kinder haben. Alle Mütter – und alle Kinder – sind unterschiedlich." L.

—— „Ich fand meine beiden Geburten total schön, wirklich! Ich empfand die Wehen nicht als so schrecklich schmerzhaft, ich hatte keine PDA oder so, einfach alles ganz natürlich. Ich wünschte mir, man würde nicht immer nur solche Horrorgeschichten hören, sondern auch mal positive Erfahrungen wie meine. Aber die schrecklichen Geschichten verbreiten sich eben besser, sind sensationeller!" K.

—— „Mir wurde gesagt, ich solle keine Erwartungen oder Vorstellungen davon haben, wie die Geburt ablaufen würde, und einfach offen sein. Das war der beste Tipp! Ich dachte einfach, die Menschen im Krankenhaus werden schon wissen, was sie tun. Ich wollte natürlich entbinden, nach Möglichkeit ohne Schmerzmittel, aber dachte mir, wenn mir die Hebamme doch zu Schmerzmitteln oder PDA rät, werde ich es annehmen. Ich habe beide Geburten ohne Schmerzmittel gemacht. Ich fand beide toll! Das hört man viel zu selten. Eine Geburt ist ein irrer Trip. Ein Wunder!" A.

—— „Meine Hebamme hat ganz klar gesehen, dass es bei mir einfach nicht weiterging. Mein Körper hat sich so verspannt, und ich konnte diese Anspannung einfach nicht allein kontrollieren. Als der Muttermund bei fünf Zentimeter war, hat man mir eine PDA gelegt. Nach der PDA konnte ich mich entspannen, und mein Baby kam innerhalb von drei Stunden." E.

—— „Nach der Geburt hat meine Mama mir ein Schnitzel aus meinem Lieblingsrestaurant gebracht mit Champagner. Das war eine hedonistische Kombination: Champagner, Schnitzel und Schmerzmittel." C.

# Geburt, Stillen und Wochenbett

## Ines Vogel, Hebamme

Ines Vogel war meine Hebamme. Sie hat mich großartig vorbereitet und unterstützt, sowohl vor als auch nach der Geburt. Ines arbeitet seit 30 Jahren als Hebamme in Berlin und betreut Frauen im Wochenbett. Hier ihre Tipps:

### Geburt

× Eine Geburt ist eine absolute Grenzerfahrung.
× Am besten nichts vornehmen im Kreißsaal und wirklich schauen, was der Körper mit einem macht — und dementsprechend handeln: Geburtsposition wählen, Schmerzmittel annehmen/nicht annehmen.
× Offen bleiben.
× Wenn man an seine Grenzen kommt — Schmerzmittel geben lassen. Eine Geburt ist auch dann noch natürlich!
× Es wird nie wieder ein Schmerzerlebnis in deinem Leben geben mit solch positivem Ausgang wie eine Geburt.
× Vorher ehrlich darüber sprechen, ob es sich der Partner zutraut, die Geburt im Kreißsaal zu begleiten, und ehrlich über die Vorstellungen/Erwartungen reden. Man offenbart sich in dieser Extremsituation in jeder Hinsicht.
Wenn nicht der Vater mitkommt, wen könnte man sich als Alternativbegleitung vorstellen (Freundin, Schwester)?

### Stillen

01. Keiner hat das Recht, darüber zu urteilen, was richtig und was falsch ist, denn du bist der Herr über deinen Körper und entscheidest eigenständig, was du möchtest oder nicht möchtest. Du musst mit deiner getroffenen Entscheidung im Reinen sein und ein gutes Gefühl damit haben.

02. Das erste Anlegen sollte unmittelbar nach der Geburt stattfinden. Viel Haut-zu-Haut-Kontakt fördert die Bindung. Manche Babys suchen förmlich die „neue Nahrungsquelle" und bewegen sich in Richtung Brustwarze.

03. Ab dann: Anlegen *nach Bedarf* des Babys.

04. Den Partner von Beginn an in die gesamten Abläufe mit eurem Baby mit einbeziehen — Wickeln, Kuscheln und Beruhigen.

05. Jegliche Hilfe von „außen" annehmen, die man bekommen kann: zum Beispiel eine Putzfrau engagieren oder Essensversorgung durch Freunde in den ersten Tagen und Wochen.

06. Wohlfühlambiente schaffen. Und sich selbst etwas Gutes tun.

07. Generell auf ausreichend Schlaf achten. Jede „freie Minute" dafür nutzen, da Schlafentzug wie Folter ist.

08. Zum Zeitpunkt des Milcheinschusses (zwischen dem 2. und 4. Lebenstag des Babys) ist häufiges Anlegen günstig. Dabei vorher mit Wärme (zum Beispiel durch eine Rotlichtlampe) arbeiten: Dadurch fließt die Milch besser, und anschließendes Kühlen (mit einem Kühlakku oder Quark) minimiert die Schmerzen.

09. Beim Stillen nicht unter Druck setzen, mentale Veränderungen „hat man sofort in der Milch" und dementsprechend ein unruhiges Baby.

10. Falls das Stillen nur teilweise oder nicht klappt, keinen psychologischen Stress oder Schuldgefühl aufbauen. Der Markt an Ersatznahrung wäre nicht so groß, wenn jede Frau stillen würde oder könnte!

11. Mutter und Vater legen gemeinsam fest, wann und wie lange erste Besuche sein können.

12. Die psychologische „Achterbahn" der Gefühle ist ein fester Bestandteil des Wochenbetts, und der Babyblues/die Tränen sind in gewissem Maß normal, auch weil Mamawerden Veränderungen des Körpers, der Lebensinhalte und des Verantwortungsbewusstseins bedeutet.

# Geburt

Deine Geburtsgeschichte

# Zum

**Ausfüllen**

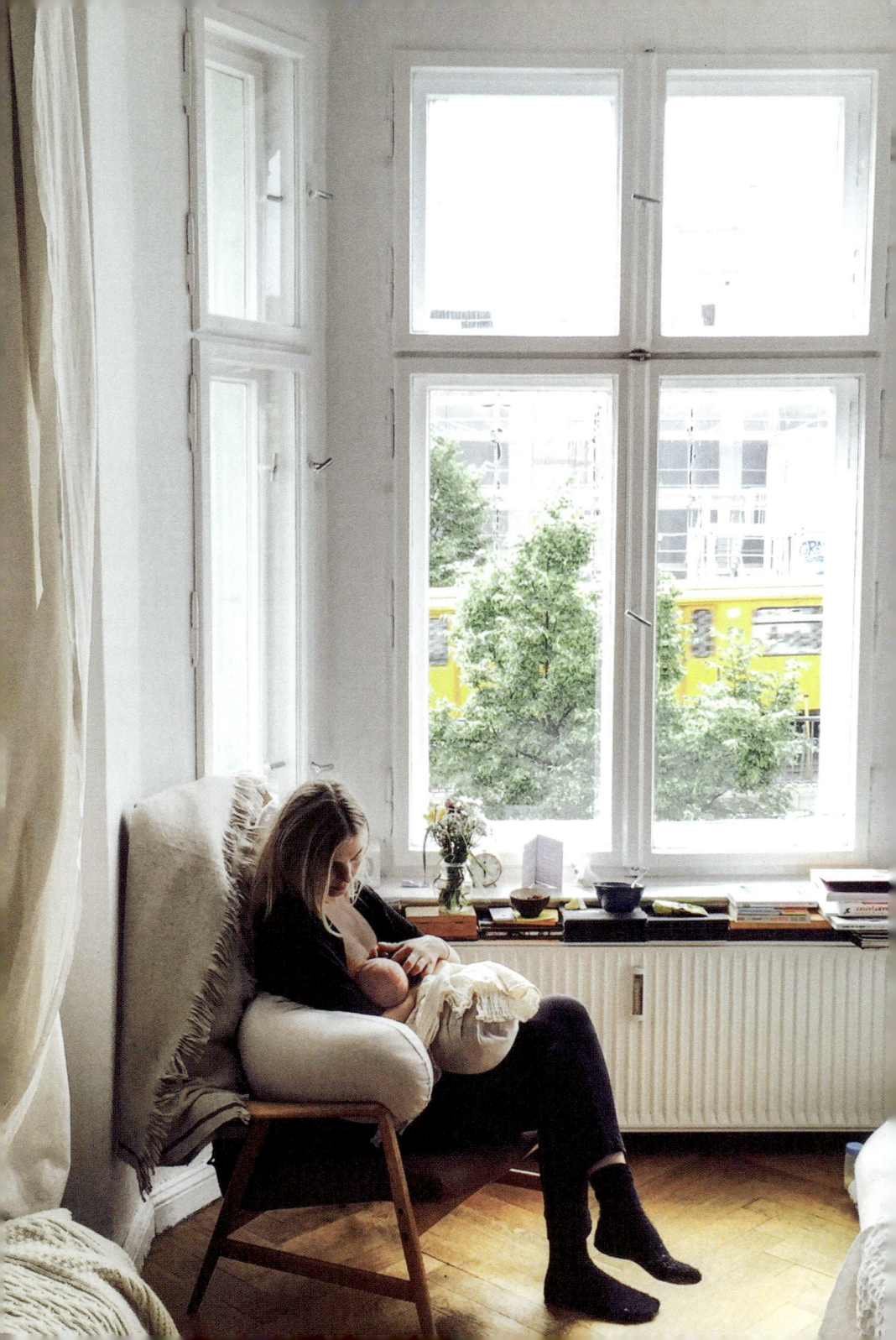

# 09

## Wochenbett

Wenn du nur ein Kapitel in diesem Buch lesen solltest, dann bitte dieses hier. Und, noch besser, lass deinen Partner oder wer auch immer für dich am besten sorgt, es auch lesen. Denn es geht um dich.

Ich erinnere mich vage an den ersten Vormittag nach der Geburt meines Sohnes. Unser Familienzimmer in der Klinik war noch nicht fertig, und ich lag noch in einem Zweibettzimmer mit einer anderen Mama, die gerade – genau wie ich – einen Kaiserschnitt erhalten hatte. Unsere Situationen hätten aber nicht unterschiedlicher sein können.

Ich war allein mit meinem Freund, und Lo lag ganz nah an meiner Haut unter einem engen roten Tube-Top, das mir die Hebamme vor der OP angezogen hatte. Ich habe mitgebrachtes Käsebrot und Landjäger gegessen. Und mit der Krankenschwester argumentiert, die unbedingt das rosa Namensschildarmband meines Sohnes austauschen wollte, weil bei der Geburt im Kreißsaal kein blaues verfügbar gewesen war. Auch mit dem ganzen Alarm um mich herum im Zimmer waren diese Stunden zu dritt wunderschön.

Im Bett gegenüber lag eine Frau, die diese rosa Zeit nicht mit mir teilte. Ihr neugeborenes Baby lag allein im eigenen Bett. Familienmitglieder kamen nach und nach zu Besuch, um das Baby anzuschauen. Das Zimmer war voll. Die Frau hat immer wieder nach Schmerzmitteln gefragt, sich übergeben müssen und abgelehnt, wenn die Schwestern ihr Baby zu ihr legen wollten. Der Vater hat das Baby auch nicht an seine Brust gelegt. Die Mama hat um Ruhe gebeten. Aber trotzdem kamen immer wieder neue Familienmitglieder und Freunde zu Besuch, und keiner ist für sie aufgestanden und hat gesagt: „Jetzt reicht's, die Lady braucht Erholung!"

# Die neugeborene Mutter

Wenn es dir nicht gut geht, dann geht es deinem Baby auch nicht gut. Es ist wirklich so einfach.

Ich sehe es so: Bis zur Geburt ist die Mama hauptverantwortlich, dass es ihrem Baby gut geht. Es geht ja nicht anders, das *Baby* ist ja Teil von ihr. <u>Aber ab dem Moment, wenn das Baby da ist, dann müssen wir – ihre Freunde und Familie – schauen, dass es *IHR* gut geht.</u> Dass sie Ruhe zum Schlafen bekommt. Dass sie sich nicht ums Essen oder die Wohnung kümmern muss. Alles dafür tun, dass sie Platz und Ruhe zur Heilung hat, genießen kann und Energie bekommt, um für das Baby sorgen zu können. Überanstrengung nach einer Geburt kann ernsthafte Folgen haben, und konstante Schlaflosigkeit kann sogar Einfluss auf die mentale und physische Gesundheit haben.

Wenn du selbst keinen Partner oder keine Familie in der Nähe hast, dann ist es nicht verkehrt, sich im Voraus eine Mütterpflegerin oder Haushaltshilfe zu organisieren. Manche deutschen Krankenkassen zahlen einen Teil davon bei Alleinerziehenden. Zumindest zeigen mir bis jetzt alle Interviews für dieses Buch, dass die Hilfe während des Wochenbetts ausschlaggebend ist für das Wohl der Mutter und einen guten Start ins Mamaleben.

Während der Schwangerschaft habe ich mich für die Zeit nach der Geburt kaum interessiert. Für die Geburt – absolut! Darüber habe ich viel gelesen und war so gut vorbereitet, wie es geht. Aber ich muss zugeben, die Texte über die manchmal so harten Wochen danach haben mich nicht wirklich interessiert. Dazu kam, dass ab dem Moment, als das Baby geboren war, nicht nur *mein* Fokus, sondern auch der Fokus meines Umfelds nur auf dem Baby lag. Im Nachhinein finde ich das schon etwas eigenartig. Und ich denke, es wäre anders gelaufen, wenn ich mehr gewusst hätte.

Es ist eher komisch, dass wir heute die Schwangerschaft mit der Geburt als beendet empfinden. Ich finde die Beschreibung, dass zur Schwangerschaft ein viertes Trimester gehört – die ersten sechs bis acht Wochen nach der Geburt – viel treffender. Das Kind ist zwar schon da, aber die Schwangerschaft geht in die Endphase, und der weibliche Körper muss heilen.

In einer anderen Zeit und an anderen Orten auf der Erde wurde bzw. wird mehr auf das Wochenbett geachtet und es als eine Zeit der Heilung und Anpassung gesehen. Nach der harten Arbeit, die eine Geburt bedeutet, wurde es als absolut notwendig betrachtet für die ganze Familie – und die

Gesellschaft –, dass die Frau die ersten rund vierzig Tage genesen und ausruhen kann. Die Menschen in ihrer Nähe sorgten für sie, bereiteten Essen vor und übernahmen all ihre Aufgaben, sodass sie sich auf eine einzige Sache konzentrieren konnte: sich gesund und glücklich von einer Schwangeren in eine Mutter zu verwandeln. Die neugeborene Mutter wurde als genauso verletzlich wie ihr Baby angesehen. Eine ruhige nachgeburtliche Heilungszeit bedeutet auch eine höhere Sicherheit gegen mögliche Krankheiten in der Zukunft. Es war auch ein Weg, sich gegen Depressionen zu schützen und die Grundlage für weitere Schwangerschaften zu legen und sogar die Menopause zu vereinfachen.

Das, was wir im Westen unter Wochenbett verstehen, hat oft eher mit „dem Baby Ruhe gönnen" zu tun. Dass das kleine Wesen noch nicht bereit ist für die große Welt. Aber ist es nicht fast naiv anzunehmen, die Mama sei schon bereit für die Welt, wenn es das Baby nicht ist? Wenn das Baby geboren ist, gibt es kein Zurück, und jede Mama muss diese Anpassungsphase durchmachen. Am besten mit genug Raum und Zeit, die ihr erlauben, Mama zu „werden" und zwar in ihrem eigenen Tempo. Mir fiel das alles total schwer. Diese Ruhezeit stand in komplettem Gegensatz zu meinem sonst so hektischen Alltag, den ich so genieße!

## Auf die eigenen Bedürfnisse achten

Frauen erleben die Geburt ganz unterschiedlich. Ganz unterschiedlich sind auch unsere Entscheidungen darüber, was wir nach der Geburt machen wollen. Manche wollen früh wieder in den Beruf. Andere ändern ihre Aufgaben und entscheiden sich dafür, zu Hause für die Familie zu sorgen. Aber fast alle Frauen erleben die Zeit nach der Geburt als verändert, weit entfernt von perfekt, vielleicht melancholisch, nicht unbedingt schmutzig, aber schon etwas chaotisch. Ich verspreche dir, dass all dies viel einfacher wird, falls du Platz schaffen kannst für dich selbst, um mit diesen Veränderung klarzukommen.

Du und dein Partner seid vorbereitet, damit euer Baby einen super Start ins Leben bekommt. Aber Mamas brauchen auch einen starken Anfang, sonst kann es schiefgehen. Wenn die neugeborene Mama Platz bekommt, um auszuschlafen, entspannt sein kann und sich wohlfühlt, ja erst dann hat sie beste Möglichkeiten, ihrem Baby mit voller Liebe und Hingabe zu begegnen. Das ist viel, viel schwieriger, wenn sie an ihre emotionalen und physischen Grenzen stößt.

Ich habe erst mit diesem Buchprojekt verstanden, wie *extrem* wichtig es ist, dass wir auf uns aufpassen nach der Geburt. Mir ging es im Wochenbett relativ gut, ich bin mit ein paar ganz normalen Babyblues-

Wochen und viel Heulen weggekommen. Manche Mütter kommen aber nicht so einfach davon. In Schweden spricht man von 15 Prozent aller Mütter, die eine postpartale Depression bekommen. In Deutschland sind es 10 Prozent. Das ist nicht wenig, und man ist oft angewiesen auf die Menschen, die einem nahestehen und Hilfe anbieten.

Und in meinen Interviews stellte ich fest, dass ich definitiv nicht die Einzige bin, die die Zeit nach der Geburt ausgeblendet hat. Warum überspringen wir die Texte zum Thema Wochenbett so leicht? Vielleicht ist es einfach so, dass viele den Fokus auf das Kind gesetzt haben. Es geht ja am Ende darum, ein gesundes Kind zur Welt zu bringen. Und mit der Geburt hat man das hoffentlich geschafft. Daher liest man vielleicht nichts über die Zeit danach. Und deshalb ist man nicht darauf vorbereitet. Besser gesagt, vorbereitet wird man nie wirklich sein, aber zumindest erwartet man es vielleicht nicht. *Doch eigentlich ist es genauso wichtig, eine gesunde Mama zur Welt zu bringen wie ein gesundes Baby.*

Bis zur Geburt habe ich mir alle Mühe gegeben, das Allerbeste für mein Baby zu tun. Ich habe es geschützt und geschaut, dass es die besten Voraussetzungen bekommt, die ich ihm geben kann. Ich habe mich selbst geschont, soweit es möglich war. Ich habe mich informiert, versucht gechillt zu bleiben, und ich habe mich auf seine Ankunft vorbereitet. Aber mir war nicht wirklich bewusst, was danach kommt. Wie fragil die erste Zeit nach der Geburt ist. Dass es in dieser ersten Zeit vor allem um *mich* geht. Mein Baby brauchte nicht viel. Er brauchte Essen, Wärme und Liebe. Die Mama aber, die hat etwas Großartiges geleistet. Egal wie die Geburt aussah, braucht sie jetzt die besten Voraussetzungen zum Heilen. Klar, wir sind alle starke Löwenmütter, wenn es darauf ankommt, aber genau jetzt ist einfach der falsche Moment, das beweisen zu müssen.

Alle Löwenmamas brauchen Schlaf. Viel Schlaf. Und gutes Essen.

# Ohne Instagramfilter

Manche Frauen, mit denen ich gesprochen habe, fühlen sich getäuscht, dass alles um die erste Zeit mit dem Baby so schöngeredet wird. Es stimmt meiner Meinung nach auch oft. Wir werden aus allen Richtungen mit Bildern von glücklichen, frischgebackenen Müttern konfrontiert. Mit Bildern, die den sofortigen starken Draht zwischen Mama und Baby darstellen. Über Filme, Werbung und vor allem durch Instagram und Social Media. Die Blase. Ich habe in dieser Zeit keine Bilder in den sozialen Medien gepostet, stattdessen finden sich auf meinem Handy Selfies mit roten Augen und geschwollenem Gesicht. Ich habe sehr viel geweint am Anfang.

„Genieß die erste Zeit", wurde mir ständig gesagt. Ist zwar nett gemeint, aber diese Aufforderung hat mich gestresst. Mein Baby war da, alles ist gut gelaufen, und ich fragte mich selbst immer wieder, ob ich jetzt genug genieße? Und fühle ich überhaupt genug? Liebe ich genug? Warum schaut mir Lo kaum in die Augen, wenn ich ihn stille? Sollte ich nicht überglücklich sein und ein starkes Band zu meinem Sohn spüren?

Kurz nach Los Geburt kam eine Mail von einer alten Freundin aus Schweden. Sie hat drei Kinder:

*„Erinnere dich, dass es okay ist, falls dir diese Umstellung nicht ständig gefällt. Für mich war die erste Zeit nicht so wunderbar, wie sie oft dargestellt wird. Für mich war das auch in Ordnung, weil ich darauf eingestellt war. Mit der Zeit wachsen die Liebe und die Mutterschaft, und es fühlt sich mehr und mehr fantastisch an. Heute wird mir täglich warm im ganzen Körper vor Liebe für meine Kinder!"*

Ich finde es wichtig zu wissen, dass es sich ganz unterschiedlich anfühlen kann. Manche haben eine rosa Zeit voller Glücksgefühle, und andere kämpfen mit dem Blues. Manche sind von Anfang an verliebt, und bei anderen entsteht diese Verbindung mit dem Baby viel später. Lass dich auf gar kein Fall davon verunsichern. Diese Gefühle haben nichts damit zu tun, ob du eine „gute Mutter" bist!

In der ersten Zeit habe ich viel geheult. Zwar wusste ich schon im Voraus, dass ich das tun würde, und ich fand es anstrengend, aber auch irgendwie o.k. Ich war auch voller Liebe und habe oft aus einem Gefühl von „Liebesschmerz" geheult. Aber es hat mich erstaunt, dass diese starke Liebe eher auf meinen Freund gerichtet war als auf mein Baby. Es war nicht so, dass ich mich nicht über Lo gefreut hätte — im Gegenteil. Aber die unglaublich starke Emotionalität, die fühlte ich definitiv eher für meinen Freund in der ersten Zeit. Als ich ihn mit Lo gesehen habe, kamen mir die Tränen. Ich war so unglaublich dankbar. Und ich hatte Angst, dass ihm, und auch Lo, etwas passieren könnte. Diese Gefühle hatte ich nicht erwartet.

Ich habe die Nähe mit meinem Baby von Anfang an genossen. Und ich wollte alles für es tun. Einen wirklichen Draht hatte ich aber noch nicht. Ich hatte das Gefühl, dass mein Freund sich viel natürlicher mit der Rolle angefreundet hatte als ich. Für mich kam tatsächlich dieses *wirklich* starke Gefühl von Zugehörigkeit erst nach und nach auf. Zum ersten Mal, als ich nach vier Monaten mit ihm allein eine Woche nach Georgien verreist war und merkte, dass es nicht nur klappt, sondern wir beide auch noch Spaß hatten. Und so *richtig* haben wir „geklickt", als wir — auch nur zu zweit — in Thailand waren, als er neun Monate alt war. Ich erinnere mich, wie ich seinem Papa getextet habe und meinte: „Jetzt, JETZT macht es endlich richtig Spaß". Dieses Reisen war für meine Bindung mit Lo sehr wichtig.

Eigentlich ist es ja gar nicht so merkwürdig. Nur weil ich mein unbekanntes Baby neun Monate getragen habe, heißt es ja noch lange nicht, dass wir uns kennen. Wir mussten uns einfach erst einmal kennenlernen.

# —— „Sei ehrlich mit deinen Gefühlen! Viel mehr Mamas, als du denkst, fühlen genau so wie du." B.

—— „Ich wünsche mir, dass mir jemand erzählt hätte, wie schwierig die erste Zeit mit Baby sein kann. Dass es nicht für jeden eine rosa Brille zum Genießen gibt. Schlaflosigkeit, Milchstockentzündung, Tränen ohne Ende, dünne Haut, und gleichzeitig stellt man bescheuert hohe Erwartungen an sich selbst." F.

—— „Die ersten zwei Wochen nach der Geburt war mein Freund zu Hause, das war schön, aber auch irgendwie hektisch. Ich war total fertig. Ich war müde und empfindlich. Wir hatten ständig Besuch oder Anfragen von Freunden, die unsere Tochter sehen wollten. Die meisten sind viel zu lange geblieben, meistens waren es Freunde, die selbst keine Kinder haben. Manche haben nichts mitgebracht und sogar erwartet, dass wir Kaffee und Kuchen bereithätten. Aber klar, ich hätte mich selbst sicher genauso verhalten, bevor ich diese Zeit erlebt habe. Jetzt weiß ich es besser.
Die Tage sind sehr lang geworden, als mein Mann dann zurück ins Büro musste. Ich habe mich wahnsinnig allein gefühlt. Meine Tochter war erst zwei oder drei Wochen alt, und ich habe mich schon gelangweilt. Ich war einsam und empfindlich. Keine gute Mischung." E.

—— „Mir war im Voraus nie bewusst, wie niedergeschlagen man sein kann. Ich war extrem besorgt und über-wältigt von der Liebe und Verantwortung für dieses kleine Wesen. Diese Bürde hat mich fertiggemacht." A.

—— „Manchmal denke ich, dass mein Mann mehr Mutterinstinkte hat als ich. Die ersten Stunden und sogar Wochen fiel es mir total schwer, zu unserem Sohn eine Verbindung zu finden. Ich habe es nicht besonders dramatisch genommen, denn ich kenne mich und hätte es eher komisch gefunden, wenn ich diesen unbekannten Menschen gleich voll und ganz hätte empfangen können. Bei meinem Mann war es vollkommen anders. Er hat geweint, er war durchaus glücklich. Er konnte am Anfang unseren Sohn oft besser lesen als ich. Das hat vieles für mich leichter gemacht, weil ich erst mal mit dieser veränderten Situation umgehen musste. Natürlich hat es sich eingependelt. Aber manchmal denke ich noch immer, dass seine Mutterinstinkte stärker sind als meine." K.

—— „Du wirst so müde sein. Nein, nicht einfach müde, sondern so krass verdammt müde, dass du riskierst, dein eigenes Baby fallen zu lassen oder es sogar zu vergessen. Vor allem wenn dir nicht geholfen wird und du alle Nächte allein bist. Du wirst vielleicht halluzinieren und den Namen deiner besten Freundin vergessen. Ich habe den Namen meiner Mama vergessen, als ich sie bei der Taufe vorstellen wollte." A.

—— „Vor der Geburt war mir nicht bewusst, wie wenig der Fokus auf *mir* liegen würde nach der Geburt. Alles hat sich um unser Baby gedreht. Ich bin selbst Frauenärztin in Finnland, und es war eine gute Erfahrung, das zu erleben. Im Krankenhaus hatte man uns empfohlen, das Baby während der ersten 72 Stunden Hautkontakt mit der Mutter spüren zu lassen. Sogar das Babybett, das im Zimmer stand, war nicht fürs Schlafen gedacht. Die Idee fand ich auch richtig, aber man muss es nach dem Zustand der Mutter entscheiden. Mir hat es nicht gutgetan. Ich war todmüde nach 24 Stunden Geburt und konnte dann auch nicht schlafen, weil ich Schmerzen hatte. Ich hätte mir gewünscht, dass mir jemand meinen Sohn abgenommen hätte, sodass ich einfach hätte schlafen können. Oder dass mein Mann unser Baby in der Nacht genommen hätte.

Ich war definitiv nicht gleich glücklich als Mama. Ich denke, dieses Schlafdefizit am Anfang war nicht gut. Erst mal hat es nicht gut mit dem Stillen funktioniert. Und ich erinnere mich an eine Nacht in unserer Küche etwa anderthalb Wochen nach der Geburt, als ich laut gerufen habe, dass ich am liebsten sterben möchte. Ich habe tatsächlich weiter gestillt, aber rückblickend fand ich es nicht richtig, wie man mich dazu gepushed hat." K.

—— „Was ich nicht erwartet hatte, war dieses Gefühl von Schwermut über das Bewusstsein, dass ich jetzt wirklich erwachsen bin. Mit der Geburt habe ich auch die Nabelschnur zu meiner eigenen Mama zerschnitten.

Ich habe darüber getrauert, dass ich schlagartig erwachsen wurde." K.

—— „Drei Wochen nach der Geburt war mein Geburtstag. Ich habe mich noch nie so einsam gefühlt wie an diesem Tag. Das Handy rasselte ständig, und Bekannte, die mich offensichtlich nicht gut kannten, schrieben: ‚Happy Birthday — das beste Geschenk hast du schon bekommen!' Natürlich ist meine Tochter ein Geschenk, aber ich habe nur geweint und das Gefühl gehabt, dass sich mein Leben ab jetzt nur um mein Kind drehen wird." F.

—— „Ich und mein Freund wollten keinen Besuch haben in den ersten vier Wochen. Ich hatte Horrorgeschichten von Freundinnen gehört über Großmütter, die total respektlos die Führung übernommen hatten. Nach zwei oder drei Wochen ist meine Mama dann gekommen.

Es ist ihr erstes Enkelkind gewesen, und sie war so aufgeregt. Sie ist vier Tage geblieben, und alles war doch sehr schön.

Ich glaube, es war sehr gut, dass ich sie im Voraus gebeten hatte, uns viel zu helfen, ihr aber auch gesagt habe, sie müsse respektieren, dass mein Freund Vorrang hat im Umgang mit unserer Tochter. Meine Mama hat mir dann später erzählt, dass sie ihrer Mutter das Gleiche gesagt hatte, und ich habe mich plötzlich meiner Mama sehr nah gefühlt." J.

# Der neugeborene Papa

Das Wochenbett ist auch wie eine neue Geburt des Vaters. Zusammen mit der Mama nimmt er eine neue Rolle an. Was für eine Rolle das sein soll, ist in jeder Beziehung ganz unterschiedlich. Falls du ein teilnehmender Vater sein möchtest und nicht „nur" ein Spielpapa, dann solltest du von Anfang an darauf achten, dass du drankommst. Am besten sprichst du das schon vor der Geburt an. So ist es ist schlicht viel, viel einfacher.

Manche Papas fühlen sich auch die erste Zeit nach der Geburt einsam. Die biologische Rolle der Mutter ist einfach durch die Geburt und während der anschließenden Heilung viel klarer, was nicht heißt, dass sie eher dafür „geschaffen ist". In die Babypflege eingebunden zu werden gibt auch dem Vater von Anfang an eine Rolle in der Familie. Windelwechseln in der Nacht sowie das erste Windelwechseln am Morgen zu übernehmen, damit die Mama etwas länger schlafen kann, wird ganz bestimmt geschätzt.

Natürlich ist das Wochenbett kein Ausblick auf eure neue Familienkonstellation – es ist eher ein Ausnahmezustand. Oder eine Blase. Trotzdem. Es ist einfach sehr viel leichter, sich wohlzufühlen in der neuen Rolle, wenn der Vater daran teilnehmen kann. Ich weiß, man redet von „Mutterinstinkt". Aber genauso gibt es „Vaterinstinkte". Man muss sich allerdings den Raum dafür schaffen. Und auch Mamas müssen alles neu lernen.

Ich hatte selbst absolut keine Ahnung von Babys. Mein Freund genauso wenig. Bei uns ging es die ersten Tage mit Herumprobieren los. Hinzu kommt, dass jedes Baby anders ist und beide Eltern mit diesem Wesen von null anfangen müssen.

—— „Genießt so viel Zeit wie möglich nackt mit eurem Baby, das ist unglaublich schön und schafft so viel Wärme, Nähe und Sicherheit für die Neugeborenen." H.

—— „Bleib im Bett! Lass dich behandeln, als wärst du aus Watte. Lass dich verdammt noch mal bedienen — das verletzt nicht deine Unabhängigkeit, sondern ehrt die Arbeit, die du geleistet hast." E.

—— „Wir haben beide Male der Familie die ersten Wochen ein Besuchsverbot erteilt. Das war gut. Beim ersten Kind ist mein Mann nach einer Woche verreist, beruflich. Das war richtig blöd, und ich habe ihm das lange übel genommen." D.

—— „Mein Freund ist wunderbar mit mir umgegangen. Meine Mama war nicht da, sie wohnte im Ausland, und wir wollten die erste Zeit für uns drei haben. Meine Schwiegermutter ist zu früh zu Besuch gekommen." P.

—— „Mein Mann hat mir immer ein Glas Wasser gebracht, als ich gestillt habe. Ich fand das eine sehr liebevolle Geste." P.

—— „Mein Mann hätte mir mehr körperliche Arbeit abnehmen können." S.

—— „Die Aufgabe meines Freundes bei der Geburt war die des Türwächters. So hatten wir es abgemacht. Wir hatten abgesprochen, was wir wollten, damit er für mich sprechen konnte, falls etwas nicht so lief wie erwartet. Danach war er mein Türwächter gegenüber Freunden und Familie. Er hat geschaut, dass keiner zu früh kam oder später zu lange geblieben ist. Wir waren ein Hammerteam!" P.

—— „Mein Freund hat alles richtig gemacht! Echt toll! Mama und Schwiegermama wollten sofort vorbeikommen. Später wäre schöner gewesen!" N.

—— „Habe täglich zwei bis drei Tassen Kraftbrühe getrunken und Ackerschachtelhalm-Tee. Hatte keinen Blues, aber die Hormon-Achterbahn war schon heftig. Es hat geholfen zu wissen, es geht vorbei." C.

—— „Nach vier Wochen bin ich zum ersten Mal allein rausgegangen. Ich habe mir eine Gesichtsbehandlung gegönnt, und es war äußerst befreiend. Baby und Papa haben es sehr gut alleine zu Hause geschafft." L.

—— „Mein Partner war super und hätte nichts besser machen können. Meine Mutter und Schwiegermutter hatten viele Tipps, die ich aber nicht ernst nehmen konnte, da sie beide Frauen sind, die nach vier Wochen sofort wieder Vollzeit arbeiten waren und Nannys eingestellt hatten — sie haben das mit dem Wochenbett nicht verstanden. Zum einen Ohr rein — zum anderen Ohr raus. Atmen. Wirkt noch immer gut." K.

—— „Hör auf deinen Bauch. Du bist der Boss und darfst ganz allein (mit dem Papa) bestimmen, wer, wann, wo dein Baby anschaut, es auf den Arm nehmen, wer mit ihm durch die Gegend fahren darf.

Wenn es für einen der Eltern zu früh ist, dann ist es zu früh. Punkt. Jeder, der da beleidigt ist, ist einfach vollkommen unempfindlich. Nehmt euch alle Zeit, die ihr braucht, um eine richtige Familie zu werden." G.

—— „Wir haben uns kurz nach der Geburt getrennt, einen Partner hatte ich deshalb nicht. Meine Mama war und ist großartig und war viel für uns da, sie hat auch öfter bei uns übernachtet — sie war einfach so viel da, wie sie konnte. Sie hat sich ständig darum gekümmert, dass ich nicht zu viel allein bin und dass jemand für mich kocht. Ich habe mich immer wahnsinnig auf meine Hebamme gefreut. Ich hatte starke Stimmungsschwankungen und oft Angst davor, in eine Wochenbettdepression zu verfallen. Alle reden davon, und meine Situation war nicht einfach. Ist aber alles gut gegangen. Ich habe viel mit meiner Hebamme darüber gesprochen und stundenlang mein Baby angeschaut — das hat geholfen." S.

—— „Wochenbett heißt, du bleibst im Bett. Und du brauchst Menschen, die sich richtig um dich kümmern. Ich war viel zu viel auf den Beinen." L.

# Essen im Wochenbett

Fünf Empfehlungen aus der Traditionellen Chinesischen Medizin (TCM), die das Wochenbett leichter machen sollen: (inspiriert von *The first forty days* vgl. Seite 149):

**01.**
Iss und trink lauwarm oder warm! Eines der wichtigsten Ziele am Anfang ist es, sich warm zu halten, um die Heilung zu unterstützen. Deswegen sind kalte Getränke und Gerichte zu vermeiden. Vielleicht gewöhnst du dir schon während der Schwangerschaft an, Wasser in Zimmertemperatur und ohne Kohlensäure zu trinken? Wenn es dir schwerfällt, ist es vielleicht mit einem Stück Zitrone oder Gurke leichter.

**02.**
Iss weich. Greif zu Gerichten, die weich, warm, flüssig, cremig und mild sind. Sie sind leichter verdaulich und sollen den Heilungsprozess fördern. Flüssigkeit hilft der Mama. Vor allem in den ersten beiden Wochen nach der Geburt wird diese Speiseform empfohlen. Klingt das so langweilig wie Babynahrung? Muss es nicht sein. Denk an Kokosnuss-Curry, vietnamesische Pho- und andere Suppen. Die Idee ist, dich von innen her zu wärmen. Am besten rohes Gemüse vermeiden, um deinen Körper nicht auszukühlen.

**03.**
Iss gute Fette. Du brauchst Energie, und nichts wird dir so viel Energie geben wie Fette. Jetzt musst du nur die richtigen aussuchen, die auch gut für dich sind. Dazu gehören Öle wie zum Beispiel Oliven-, Walnuss-, Raps-, Kokosnuss- und Avocadoöl sowie fette Kaltwasser-Fischsorten wie Makrele und Sardine. Gute Fette unterstützen deinen Stoffwechsel. Außerdem brauchst du Fett für deine Gehirnfunktionen. Glaube mir, ich hätte am Anfang der Stillzeit jeden Tipp dankbar begrüßt, der mir dabei hilft, wieder klarer denken zu können. Um es auf den Punkt zu bringen: Fette sind jetzt lebenswichtig!

**04.**
Beobachte dein Baby. Nur nicht zu viel. Falls dein Baby Blähungen oder Ausschlag bekommt, solltest du überlegen, was du gegessen hast. Aber mach dir nicht zu viel Stress. Du und deine Ernährung sind auf keinen Fall immer schuld, wenn dein Baby heult.

**05.**
Vergiss nicht zu trinken! Du hast nicht nur viel Flüssigkeit bei der Geburt verloren — jetzt produziert dein Körper auch noch Milch. Ich erinnere mich an die zweite Woche im Wochenbett, in der ich — schwer erkältet, mit über 30 Grad draußen — wirklich mit dem Stillen gekämpft habe. Ich konnte gar nicht genug trinken. Um 10 Uhr morgens hatte ich schon drei Liter Flüssigkeit „inhaliert". Am liebsten hätte ich mir eine Infusion gewünscht. Ich konnte nicht mehr mithalten. Eigentlich reichen acht große Gläser Wasser pro Tag, aber achte darauf, dass du nicht weniger trinkst. Mir hat es geholfen, ständig eine Karaffe mit Tee und viel Wasser neben mir zu haben. Wenn es dir gefällt, halte gerne eine Thermoskanne mit heißem Wasser oder der Brühe von Seite 103 in deiner Nähe bereit.

Jede Kultur auf der Welt hat ihre ganz eigenen Ratschläge dazu, was Mütter und Schwangere essen sollten. Ich denke, der beste Rat ist der, seinem eigenen Körper zuzuhören. Und später in der Stillzeit – beobachte dein Baby. Ich kann mich gut daran erinnern, wie lange ich mit einer Verkäuferin auf dem Viktualienmarkt in München diskutieren musste, weil sie mir kein Sauerkraut verkaufen wollte, da ich eingeräumt hatte, dass ich stille. Ich esse selbst problemlos viel und gerne Sauerkraut, und mein Baby hat dagegen auch nie protestiert. Dieses Band zwischen Mama und Baby finde ich bewundernswert. Kein Ratgeber kann dich besser beraten als dein eigener Körper. Du als Mama weißt doch *in den meisten Fällen,* was am besten ist.

Solange man sich vor der Schwangerschaft ausgewogen ernährt hat und zufrieden ist, ist es wahrscheinlich nicht sinnvoll, seinen ganzen Ernährungsstil zu verändern, nur weil man schwanger ist oder stillt, nur weil „es heißt", dass man etwas Bestimmtes „essen soll". Nimm die auf Seite 141 genannten Tipps an, die zu dir passen – und wenn du am liebsten Salat und rohes Gemüse im Wochenbett essen möchtest – dann tu es! Du weißt selbst am besten, was dein Körper braucht.

# SCHLAFENTZUG

<u>Meine Hebamme hat zu meinem Freund gesagt:</u> „Schlafentzug ist ein Folterwerkzeug." Damit wollte sie ihm erklären, dass, wenn ich anhaltend zu wenig Schlaf bekomme, ich mich in eine Gefahrensituation hineinmanövrieren könnte. Meine Psyche könnte Schaden davon nehmen und dadurch könnte ein problemloser Wochenbettverlauf in Gefahr geraten. Dieser mentale Stress könnte — auf Dauer — zu einer Wochenbettpsychose führen. Natürlich leiden fast alle neuen Eltern unter zu wenig Schlaf. Trotzdem solltest du es nicht auf die leichte Schulter nehmen, wenn du merkst, dass du an deine Grenzen gerätst. Nimm Zeichen wie zum Beispiel Halluzinationen, Appetitlosigkeit, Verlust des Zeitgefühls, Gedächtnislücken unbedingt ernst und hol dir Hilfe, wenn du nicht zum Schlafen kommst.

# Geburtstrauma & Babyblues

Für Frauen, die ein schweres Geburtserlebnis hatten oder bei denen die Geburt nicht nach Plan lief und vielleicht in einem Kaiserschnitt endete, können die Folgen traumatisch sein. Kommentare wie „Hauptsache gesund" und „Hauptfokus auf das Baby" sind in diesen Situationen nicht besonders hilfreich, auch wenn sie nett gemeint sind. Am Ende geht es nicht nur darum, ein gesundes Baby auf die Welt zu bringen, sondern darum, dass auch die Mama gesund ist. Gefühle zu unterdrücken oder keine*n vertrauensvollen Ansprechpartner*in zu haben kann zu postpartalen Depressionen führen.

Wichtig: Schau, dass du mit Menschen reden kannst, die dich verstehen, zum Beispiel mit einer Geburtstraumaorganisation. Adressen findest du am Ende des Buches.

Negative Gefühle nach der Geburt heißen nicht, dass du dein Baby weniger liebst!

Egal wie die Geburt gelaufen ist, ungefähr drei Tage danach verändert sich die Hormonlage der neuen Mama. Die Endorphine, die uns gleich nach der Geburt in Euphorie versetzt haben, nehmen jetzt drastisch ab. Die meisten Mütter werden das merken. Auch die Hormone, die uns in der Schwangerschaft (vielleicht) eine stabilere Laune beschert haben, fallen nun weg. Diese abrupte Hormonveränderung zusammen mit Schlafmangel und Milcheinschuss kann einen ordentlich runterziehen. Das nennt man *Babyblues*. Am besten lässt man die Tränen einfach fließen – es geht vorbei. Die gute Nachricht ist: Zum Glück lässt der ziemlich schnell nach.

Bei 10 bis 20 Prozent aller betroffenen Frauen geht dieser Babyblues allerdings nicht einfach so vorbei, sondern entwickelt sich zu einer Wochenbettdepression. Auch bis zu 8 Prozent der Väter leiden unter einer Wochenbettdepression. Schlaflosigkeit, schwierige Geburtserlebnisse und das Bewusstsein, Eltern geworden zu sein, können eine Wochenbettdepression begünstigen – aber auch Eltern, die einfache und positive Schwangerschaften und Geburtserlebnisse hatten, sind betroffen. Leider ist es bei uns noch immer ein Tabuthema, und dadurch warten viele zu lange, bis sie sich psychologische Hilfe holen. Entlastung und Verständnis sind in dieser Situation unglaublich wichtig. Achtet deshalb darauf, dass beide Elternteile sie bekommen!

Als meine Freundin in Nachhinein erzählte, dass sie eine Psychose nach der Geburt erlitten hatte, musste ich Puerperalpsychose erst mal nachschlagen. Ihre Geschichte zeigt, wie wichtig es ist, auf sich selbst und die, die man liebt, Acht zu geben nach der Geburt.

„Rückblickend betrachtet hätte ich eine andere Hebamme gebraucht. Eine, die nicht nur nach meinem Baby, sondern auch nach mir schaut. Oder eine Freundin, einen unterstützenden Partner. Jemand, der in dieser sensiblen Zeit für mich da ist.

Meine Geburt war heftig. Ein Kraftakt, der mich völlig ausgezehrt hat. Lange Zeit danach hatte ich noch starke Schmerzen, sodass ich kaum laufen konnte. Das Stillen — mein Sohn hatte Tag und Nacht mindestens alle zwei Stunden großen Durst — hat alle restlichen Reserven aufgebraucht. Ich konnte nicht schlafen, hatte kaum Appetit oder vergaß schlicht zu essen. Bei all dem Kümmern um mein Baby, bin ich nicht hinterhergekommen, mich um mich selbst zu kümmern.

Das Geburtserlebnis, die Verletzungen, Schlafmangel und ein ausgezehrter Körper — zusammen mit der hormonellen Umstellung nach der Geburt und einer sensiblen Gefühlslage — haben dazu geführt, dass es mir nach und nach schlechter ging. Ich wünschte, ich hätte an diesem Punkt jemanden gehabt, der mich wahrnimmt. Der sieht und spürt, dass es mir nicht gut geht. Ich selbst habe es nicht gespürt. Zu sehr war ich von meiner neuen Aufgabe, Mama zu sein und mein Baby zu versorgen, eingenommen.

Vier Wochen nach der Geburt meines Babys wurde ich in eine psychosomatische Klinik eingewiesen — Diagnose Wochenbettpsychose. Bis zu diesem Zeitpunkt hatte ich noch nie etwas davon gehört. Diese Form der Psychose, auch Puerperalpsychose genannt, tritt vor allem in den ersten acht Wochen nach der Geburt auf und betrifft nur ungefähr eine

von 1000 Frauen, weshalb es wohl auch für viele ein unbekanntes Thema ist. Eine Wochenbettdepression, die ca. 10 bis 15 Prozent aller Mütter betreffen kann, wird in vielen Ratgebern zusammen mit dem „Wochenbettblues" wenigstens als eine mögliche Komplikation nach der Geburt beschrieben.

Dass generell relativ wenig über psychische Erkrankungen nach der Geburt gesprochen wird, ist wohl ein Zeichen dafür, dass es in unserer Gesellschaft ein Tabu ist, sich nach der Geburt nicht immer glücklich zu fühlen. Doch gerade in dieser sensiblen Zeit, wo eine Frau sich plötzlich nicht nur um sich, sondern auch um ein winzig kleines, hilfsbedürftiges Wesen kümmern muss, wären Aufklärung, Hilfe und Unterstützung so wichtig.

Eine Wochenbettpsychose kann sich sehr unterschiedlich äußern. Sie kann ähnlich wie eine Wochenbettdepression beginnen, jedoch kommen psychotische Symptome hinzu wie etwa Störungen des Gedankengangs, Verwirrung, Wahnvorstellungen oder Halluzinationen. Die Wahnsymptome drehen sich häufig um die Geburt oder das Kind. Betroffene glauben zum Beispiel, ihr Kind sei vertauscht worden oder soll der Mutter weggenommen werden. Da eine Wochenbettpsychose sich je nach Ausprägung dramatisch entwickeln kann, wenn sie nicht erkannt und behandelt wird, besteht unbedingter Behandlungsbedarf, da Gefahr für das Leben von Mutter und Kind besteht.

Ursachen für die Entstehung dieser Erkrankung sind die extremen hormonellen Veränderungen nach einer Geburt. Traumatische Geburtserlebnisse, die plötzliche Mutterrolle, ein großes Schlafdefizit sowie ein unsicheres soziales Umfeld und Partnerschaftskonflikte, begünstigen die Erkrankung ebenfalls.

Jede Frau ist anders und reagiert anders auf körperliche und seelische Veränderungen. Bei mir hat sich die Psychose durch Verwirrung, Wahnvorstellungen und Halluzinationen geäußert. Angefangen hat alles mit einer inneren Unruhe, die mich kaum schlafen ließ, weder tagsüber noch nachts. Zu dieser Zeit hatte ich einen heftigen Streit mit meinem damaligen Partner, der mich innerlich sehr verletzt und erschüttert hat. Am Morgen nach diesem Streit fühlte ich mich seltsam. Nicht wie ich selbst. Das war der Moment, in dem ich erste Wahnvorstellungen entwickelte. Irgendetwas in mir sagte mir, dass ich eine schlechte Mutter sei, dass ich alles falsch machte. Die Wahngedanken verstärkten sich schnell, sodass ich irgendwann zweifelte, ob mein Baby wirklich mein Baby war.

Das war der Moment, in dem meine Eltern realisierten, dass ich umgehend professionelle Hilfe brauchte, und mich in eine psychosomatische Klinik brachten.

An die ersten Tage im Krankenhaus kann ich mich nicht erinnern. Ich, die alles von Anfang an natürlich machen wollte, eine natürliche Geburt ohne Schmerzmittel durchgezogen hatte, wurde auf schwere Medikamente gesetzt, die mich drei Tage durchschlafen ließen. Ich musste abrupt abstillen und mein Baby in der ersten Zeit bei meinen Eltern lassen. Ihre bedingungslose, unterstützende Liebe mir und meinem Baby gegenüber, berührt mich heute noch auf unbeschreibliche Weise.

Die Medikamente halfen mir. Endlich konnte ich wieder schlafen. Und durfte nach einer Woche mein Baby tagsüber bei mir haben. Nach einer Weile bin ich in eine Mutter-Kind-Station gewechselt, wo ich mit meinem Sohn für sechs weitere Wochen blieb.

Mein Sohn ist heute zwei. Ein lebendiger, neugieriger und mutiger kleiner Junge. Meine große Liebe. Wenn ich ihn ansehe und mich an diese ersten Wochen erinnere, kann ich kaum fassen, dass das alles wirklich passiert ist. So weit weg, so unwirklich erscheinen mir meine Erinnerungen.

Ich hatte eine tolle Schwangerschaft. Mir ging es gut, ich war überglücklich und voller Vorfreude auf mein Baby. Dass dann alles ganz anders lief, als ich es mir ausgemalt hatte, konnte man nicht kommen sehen. Auch wenn es Momente gab, in denen ich mich fragte, wieso diese Sache genau mir passiert ist, weiß ich heute, dass es nicht meine Schuld war. Dass es viele äußere Faktoren gab, die daran beteiligt waren. Ich war eben die eine von 1000 Frauen.

Ich denke, es darf nicht unterschätzt werden, was eine Frau in dieser besonderen Zeit während und nach einer Geburt durchlebt — auf körperlicher, genauso wie auf seelischer Ebene. Man muss stark sein für zwei, ein gesundes Selbstbewusstsein haben und sich von Unsicherheiten nicht einschüchtern lassen, gut auf sich und seine Bedürfnisse achten und sich trauen, zu ihnen zu stehen. Und jemanden an seiner Seite haben, der einen immer wieder daran erinnert, wenn man es selbst vergessen hat. A.

# Schuldgefühle & warum sie nicht gut sind

Die Liste an Dingen, die man für sein Baby machen „soll", sobald man Mama oder Papa wird, ist lang. Sogar so lang und manchmal auch so widersprüchlich, dass man eigentlich nur „versagen" kann (Achtung, Ironie!):

*Vaginale Geburt* – am besten ohne PDA. Man hat es *geschafft*. Höchste Note geht an alle mit Hausgeburt. Aber Hauptsache: <u>natürlich</u>. Ein verpasstes *Erlebnis*, dem manche Frauen mit Kaiserschnitt lange nachtrauern werden. Egal ob man die Wahl hatte oder nicht. Manche behaupten, dass wir mit Kaiserschnitt schon von Anfang an schlecht gestartet seien. Hier bin ich mit meinem geplanten Kaiserschnitt gleich gescheitert.

Danach **Stillen**, am besten sechs Monate, aber gerne ein Jahr. Aber was ist, wenn man es nicht kann oder es nicht möchte? Oder wenn es so anstrengend ist, dass man jeden Tag damit kämpfen muss und kaum den Alltag mit dem Baby genießen kann? Ich denke nicht, dass alle Jahrgänge aus den 1970er Jahren Versager geworden sind, weil sie von ihren Mamas nur kurz gestillt wurden! Was ist mit *Schnuller/Daumen/keinen?* Obwohl sich die Meinungen unterscheiden, scheinen viele zu wissen, was richtig ist.

Dann das **Tragen.** Weil das Baby getragen werden und nicht im Kinderwagen rumgeschoben werden „soll", um die Nähe der Eltern zu spüren. Egal ob ich als Mama erst mal meine Rückenschmerzen aus der Schwangerschaft loswerden muss. Und wehe denjenigen Eltern, die ihr Baby mehr als zwanzig Minuten in einer Babyschale liegen lassen – oder darin herumschieben.

Und am besten lässt man sein Baby im Bett **schlafen,** um ständig Nähe zu spüren. *Nein!* Warte mal, doch nicht im Elternbett schlafen lassen! Und doch nicht auf dem Bauch, wie unsere Eltern das in den 1980er und 1990er gemacht haben.

Und dann kommt die **Kinderbetreuung** und alle Argumente und Meinungen dafür oder dagegen, die vielleicht alle sinnvoll wirken, aber doch egal sind, falls sie nicht zu eurem Baby oder eurer Familie passen.

Für eine Mama (oder einen Papa!) scheint es sehr leicht zu sein, dass sich ein schlechtes Gewissen einschleicht. Am Ende des Tages wollen wir alle das absolut Beste für unsere Babys. „Sich aufzuopfern, dem Kind zuliebe – das ist der Kern des deutschen Muttermythos, der das Kinderkriegen und Kinderhaben in Deutschland noch heute so schwer macht",[25] schrieb *Zeit Online* und trifft damit auf große Diskussionen. Verkehrt finde ich das aber nicht. Am Ende läuft es immer darauf hinaus: den besten Weg für <u>eure Familie</u> zu finden. Eine Familie zusammenzuhalten ist nicht immer einfach. Kinder zu erziehen auch nicht. Sich selbst dabei nicht zu verlieren ist eine Herausforderung. Niemand soll sich aufopfern – aber *<u>alle in der</u>*

Familie müssen Kompromisse machen. Natürlich muss das Kindeswohl im Fokus bleiben, aber das ist längst nicht verloren, nur weil die Mama nicht stillen kann oder ein Kaiserschnitt gemacht werden musste.

Ich habe versucht, es so zu sehen: Die Liste der Empfehlungen mit allem, was du für dein Baby Gutes tun kannst, ist unendlich lang. Und wahrscheinlich hat auch das meiste davon einen Sinn: Vaginale Geburten haben genau wie das Stillen große Vorteile. Aber auch sonst im Leben gibt es eine wahnsinnig lange Liste von Dingen, die ich am besten befolgen sollte, wenn ich ein langes, gesundes Leben führen möchte. Und obwohl ich all das weiß, wird es mir natürlich nie gelingen, allen Punkten zu folgen. Deshalb habe ich kein schlechtes Gewissen, denn mir ist klar, dass ich Prioritäten setzen muss oder dass nicht alles zu mir passt. Wenn es um mich geht, weiß ich, dass ich nicht alles perfekt machen kann. Wenn es um unsere Babys geht, scheinen wir aber einfach ungerecht hart gegen uns selbst zu sein. Oder, wie die Kinderärztin meines Sohnes beim ersten Besuch gesagt hat: „Passt auf mit dem schlechten Gewissen. Euer Kind wird es immer merken, und das tut keinem von euch gut."

Dieser Muttermythos ist aber kein rein deutsches Phänomen. Dass Mütter, wie auch schwangere Frauen, mehr und mehr als alleinverantwortlich angesehen werden für alle Aspekte des Kindeswohls ist Teil eines globalen „Göttinnenmythos."[26]

Wir *brauchen* diesen Perfektionismus aber nicht mehr. Wir sind nicht auf schöne Magazine mit Idealbildern angewiesen und wir können jederzeit Social-Media-Accounts entfolgen, die uns nicht guttun. Es gibt genügend Kanäle, wo wir uns im Positiven unterstützen und austauschen können. Wir Mütter müssen einfach zusammenhalten und einander supporten – auch wenn wir alle ganz unterschiedlich sind. Wir müssen realisieren, dass es kein Richtig oder Falsch gibt (solange es unseren Kindern gut geht natürlich). Und wir sollten mehr über unsere sogenannten „Fehler" und „Schwächen" sprechen und erkennen, dass es eigentlich gar keine Fehler sind!

# Falls du dich entschieden hast zu stillen

Stillen scheint ein empfindliches Thema zu sein, zumindest wenn man die Foren im Internet durchsurft. Aber auch im echten Leben, wie ich in meinen Interviews mitbekommen habe. Ich glaube, wir brauchen keine weitere Publikation, die Mütter dazu auffordert zu stillen. Da 90 Prozent aller Frauen in Deutschland stillen *wollen* und es versuchen,[27] kann man davon ausgehen, dass wir schon bestens informiert sind, was die Vorteile des Stillens sind. Das heißt aber auch, wenn eine Frau *nicht* stillt, dann hat sie Gründe dafür. Wenn es nicht geht oder wenn es einem nicht guttut, dann sollte man es lassen können, ohne sich dafür schlecht zu fühlen – und dafür respektiert werden! <u>Halte dich fern von Menschen, die dir ein schlechtes Gewissen machen möchten.</u> Es ist *deine* Entscheidung. Und es tut weder dir noch deinem Baby gut, wenn du ein schlechtes Gewissen mit dir herumschleppst. Wir setzen uns unter Druck, weil wir unsere Babys lieben. <u>Aber dabei vergisst man manchmal, dass sein Bestes zu geben gut genug ist und perfekt zu sein nie „das Beste" ist.</u> Wir Mütter sollten zusammenhalten und andere Mamas unterstützten – auch wenn sie andere Entscheidungen im Leben fällen als wir selbst.

Bindung und Mutterliebe, die kann man auf unzählige Arten und Weisen aufbauen und seinem Baby geben, egal ob man stillt oder nicht. Bei mir hat es mehr als vier Wochen gedauert, bis es mit dem Stillen wirklich geklappt hat. Ich wollte es unbedingt, zum Teil weil ich einen Kaiserschnitt hatte und hoffte, dass ich damit das Immunsystem stärken würde. Es gab sicher hundert verschiedene Tipps auf dem Weg. Manche so widersprüchlich, dass es fast absurd wurde! Klar ist aber, dass das, was für eine Mama die Lösung ist, nicht unbedingt für die nächste funktionieren muss.

Zum Glück hatte ich eine großartige Hebamme, die mir gar keinen Druck gemacht, sondern nur guten Rat gegeben hat. Man muss einfach das tun, was zu einem passt, und versuchen sich keinen Stress zu machen. Leicht gesagt. Ines' Tipps zum Stillen findest du auf Seite 125.

Für mich war die erste Rettung eine Rotlichtlampe, die meine Hebamme mir empfohlen hatte. Quatsch, sagte die Schwester im Krankenhaus, aber ich schwöre darauf. Es hat meinen Milcheinschuss erleichtert, ich habe sie immer wieder verwendet, wenn ich das Gefühl hatte, jetzt staut sich etwas. Meine Lampe habe ich danach ständig ausgeliehen, und sie ist in meinem Freundeskreis danach richtig „heißgelaufen". Die bestinvestierten 10 Euro!

Die zweite Rettung war das Abpumpen. Es hat mich wahnsinnig gemacht, dass Lo so langsam getrunken hat. Das Stillen dauerte etwa 30 bis 40 Minuten je Brust, um ihn satt zu machen. Mir wurde geraten, mit einer Stoppuhr zu arbeiten und die Stillsitzungen bei fünfzehn Minuten je Brust zu beenden, um Lo beizubringen, schneller zu trinken. Es hat nicht funktioniert. Sein Stuhl ist irgendwann grün geworden, da er kaum fettige Milch abbekommen hat. Er hat wahnsinnig viel in dieser Zeit geschrien und hatte Bauchweh. Nach sieben strikten Wochen habe ich aufgegeben und ihn wieder in seinem Takt trinken lassen. Irgendwann war ich nur eine Milchmaschine, und keiner von uns schien wirklich glücklich darüber zu sein. Also habe ich Abpumpen und Stillen gemischt. Und mir eine Saugflasche zugelegt, die ähnlich funktioniert wie das Saugen an der Brust.

Dann hat es geklappt. Für mich war es eine riesige Erleichterung, da ich so die Arbeit mit meinem Freund teilen konnte.

Stillen kann wunderschön sein, und für manche meiner Freundinnen war es ein toller Moment des Bonding. Mir ging es nicht unbedingt so. Ich hätte eigentlich lieber gekuschelt, Haut an Haut, als meine Brust freizulegen. Aber ich fand Stillen einfach wahnsinnig praktisch! Beim Reisen und unterwegs hatte ich immer das Essen dabei. Ich habe keinen Still-BH getragen, sondern Still-Tops. Die haben meinen Bauch verdeckt gehalten, und ich musste nie von oben mein Hemd aufmachen. So habe ich mich auch immer wohlgefühlt beim Stillen unter anderen Leuten und hatte nicht das Gefühl, dass ich wegen des Stillens mein Leben einschränken müsste.

## ABPUMPEN

Uns war es sehr wichtig, dass wir beide die Möglichkeit hatten, unseren Sohn zu füttern, also habe ich von Anfang an abgepumpt und ab und zu meine Milch mit der Flasche gegeben. Das hat für uns gut funktioniert. So konnten mein Freund und mein Sohn von Anfang an Zeit allein bekommen – und ich auch. Eine elektrische Pumpe bekommt man in Deutschland auf Rezept ausgeliehen. Für mich hat es sich aber gelohnt, in eine elektrische Milchpumpe zu investieren, die klein genug für meine Handtasche war. Sollte es mit dem Stillen nicht klappen, dann gibt es in Deutschland Stillberatung. Die wird auch zum Teil von den Krankenkassen unterstützt. (Muss ich noch mal erwähnen, wie einzigartig die Unterstützung für frischgebackene Mamas in Deutschland ist?) Und, noch mal, wenn es trotzdem nicht mit dem Stillen funktionieren sollte, muss man sich einfach daran erinnern, dass Kinder groß und glücklich geworden sind in Ländern und zu Zeiten, wo Stillen keine vorgeschriebene Norm war.

# LESELISTE

## DAS WOCHENBETT:

*—Alles über diesen wunderschönen Ausnahmezustand*

Loretta Stern
Anja Constance Gaca

(Kösel Verlag)

Ein praktischer Ratgeber auf Deutsch, der erklärt, was alles im Wochenbett passiert. Am besten vor der Geburt lesen.

## THE FIRST FOURTY DAYS:

*The Essential Art of Nourishing the New Mother*

Heng Ou

AUF ENGLISCH

(Abrams Books)

Ein amerikanischer Ratgeber über die ersten Wochen nach der Geburt und was man alles tun kann, um diese Zeit nicht nur schön zu gestalten, sondern vor allem um die neue Mama zu unterstützen. Ein tolles Buch mit praktischen Tipps und leckeren Rezepten aus der Traditionellen Chinesischen Medizin. Dieses Buch habe ich oft und gerne verschenkt.

—— „Als Frauenärztin wünsche ich mir glückliche Frauen. Der Rest ergibt sich in der Schwangerschaft von allein. Leider verlieren viele den Kontakt zu sich und können nicht mehr lieben – sich selbst, das Baby, den Papa. Unsere Welt braucht so viel mehr Liebe." R.

## AUSNAMEZUSTAND

—— „Kurz nach der Geburt sagte meine Hebamme zu mir und meinem Freund: *Alles, was ihr fühlt, tut und sagt in der nächsten Zeit, hat nichts mit eurer Liebe zueinander zu tun.*" Ich habe oft daran gedacht, weil es wirklich stimmt. Egal worum es geht. Die fehlende Lust auf Sex, weil ich so müde war, meine kurze Zündschnur, die große Erschöpfung. Bei mir hielt all das eigentlich die ganze Stillzeit über an." F.

## ERSTE LIEBE

—— „Dass man nicht in der ersten Sekunde nach der Geburt in sein Baby verknallt sein muss. Natürlich habe ich ihn geliebt, aber ich war so fertig, und ich hatte keinen blassen Schimmer, was ich machen soll. Für mich kam die wirkliche Liebe mit seinem ersten Lächeln, und ich dachte: *Oh yeah, now I get it.*" Aber es kam nicht gleich." L.

## FOKUS

—— „Ich hätte gerne vorher gewusst, was wirklich physisch und psychisch alles passiert in der Zeit nach der Geburt. Dass sich alles um das Baby dreht und es erwartet wird, dass du überglücklich bist. Zunächst einmal hat mir mein altes ICH gefehlt, und ich habe mich überhaupt nicht glücklich gefühlt. Mein Sohn ist jetzt vier Monate alt, und ich fange langsam an, mich *„normal"* zu fühlen." E.

## AUSFLUSS

—— „Mir war nicht bewusst, was für extrem krassen Ausfluss man nach der Geburt hat. Zehnmal heftiger als jede starke Periode. Das hat mich echt überrascht, plus die Riiiiesen-Binden, die mir die Krankenschwester in die Netzschlüpfer gelegt hat." O.

## STILLEN

—— „Wie weh das Stillen tun kann und wie viel Zeit man damit verbringt, wenn man nach Bedarf stillt. In den konventionellen Büchern wird immer vom Stillen als ‚innigem und kontemplativem Moment zwischen Mutter und Kind' gesprochen, und dass sich nach kurzer Zeit von allein ein Drei-bis-vier-Stunden-Rhythmus einstellt, aber wenn man am Anfang in der Realität rund acht bis zehn Stunden am Tag mit Stillen beschäftigt ist, ist es auch einfach mal krass einschränkend und langweilig. Ich hatte am Anfang ein schlechtes Gewissen, weil ich währenddessen gelesen habe. Aber das war die beste Beschäftigung dabei für mich und hat mich auch mein ‚altes Ich' leben lassen, das immer viel und gern gelesen hat." C.

## BESUCH

—— „Meine Hebamme meinte zu uns, dass sie es nur ein einziges Mal erlebt habe, wie der mehrtägige Besuch einer Oma nach der Geburt gut funktioniert hat. Es war eine Oma aus dem Senegal. Sie hat gekocht und geputzt und meinte nur: „Meine Tochter macht schon alles super, ich muss nur schauen, dass es ihr gut geht." Wäre es nicht schön, wenn alle Besucher diese Einstellung gegenüber den neuen Eltern hätten?" F.

## ES BLEIBT NICHT IMMER SO

—— „Diese erste Zeit nach der Geburt, sagt nichts darüber aus, wie dein Leben als Mama sein wird. Das Wochenbett ist eine Achterbahn der Gefühle, und wahrscheinlich gibt es im Leben keine schlagartigere Umstellung als die Geburt. Erinnere dich, dass ab jetzt alles einfacher wird. Und falls jemand versucht, dir etwas anderes einzureden, dann ignoriere es!" J.

# 4.Trimester

(Wochenbett/ 6—8 Wochen nach der Geburt)

Wie geht es dir?

- - - - - - - - - - - - - - - - - - - - - - - - - - - - - -

- - - - - - - - - - - - - - - - - - - - - - - - - - - - - -

- - - - - - - - - - - - - - - - - - - - - - - - - - - - - -

- - - - - - - - - - - - - - - - - - - - - - - - - - - - - -

- - - - - - - - - - - - - - - - - - - - - - - - - - - - - -

Wem möchtest du dein Baby besonders
gern vorstellen und warum?

- - - - - - - - - - - - - - - - - - - - - - - - - - - - - -

- - - - - - - - - - - - - - - - - - - - - - - - - - - - - -

- - - - - - - - - - - - - - - - - - - - - - - - - - - - - -

- - - - - - - - - - - - - - - - - - - - - - - - - - - - - -

Was hast du als Erstes nach der Geburt gegessen?

- - - - - - - - - - - - - - - - - - - - - - - - - - - - - -

- - - - - - - - - - - - - - - - - - - - - - - - - - - - - -

- - - - - - - - - - - - - - - - - - - - - - - - - - - - - -

- - - - - - - - - - - - - - - - - - - - - - - - - - - - - -

# Zum

Gab es etwas, das dir am Anfang schwergefallen ist?

--- --- --- --- --- --- --- --- --- --- --- --- --- ---

--- --- --- --- --- --- --- --- --- --- --- --- --- ---

--- --- --- --- --- --- --- --- --- --- --- --- --- ---

--- --- --- --- --- --- --- --- --- --- --- --- --- ---

--- --- --- --- --- --- --- --- --- --- --- --- --- ---

Wann bist du zum ersten Mal mit deinem Baby
rausgegangen, und wie hat es sich angefühlt?

--- --- --- --- --- --- --- --- --- --- --- --- --- ---

--- --- --- --- --- --- --- --- --- --- --- --- --- ---

--- --- --- --- --- --- --- --- --- --- --- --- --- ---

--- --- --- --- --- --- --- --- --- --- --- --- --- ---

Wie fühlt sich die erste Zeit als Mama an?

--- --- --- --- --- --- --- --- --- --- --- --- --- ---

--- --- --- --- --- --- --- --- --- --- --- --- --- ---

--- --- --- --- --- --- --- --- --- --- --- --- --- ---

--- --- --- --- --- --- --- --- --- --- --- --- --- ---

--- --- --- --- --- --- --- --- --- --- --- --- --- ---

# Ausfüllen

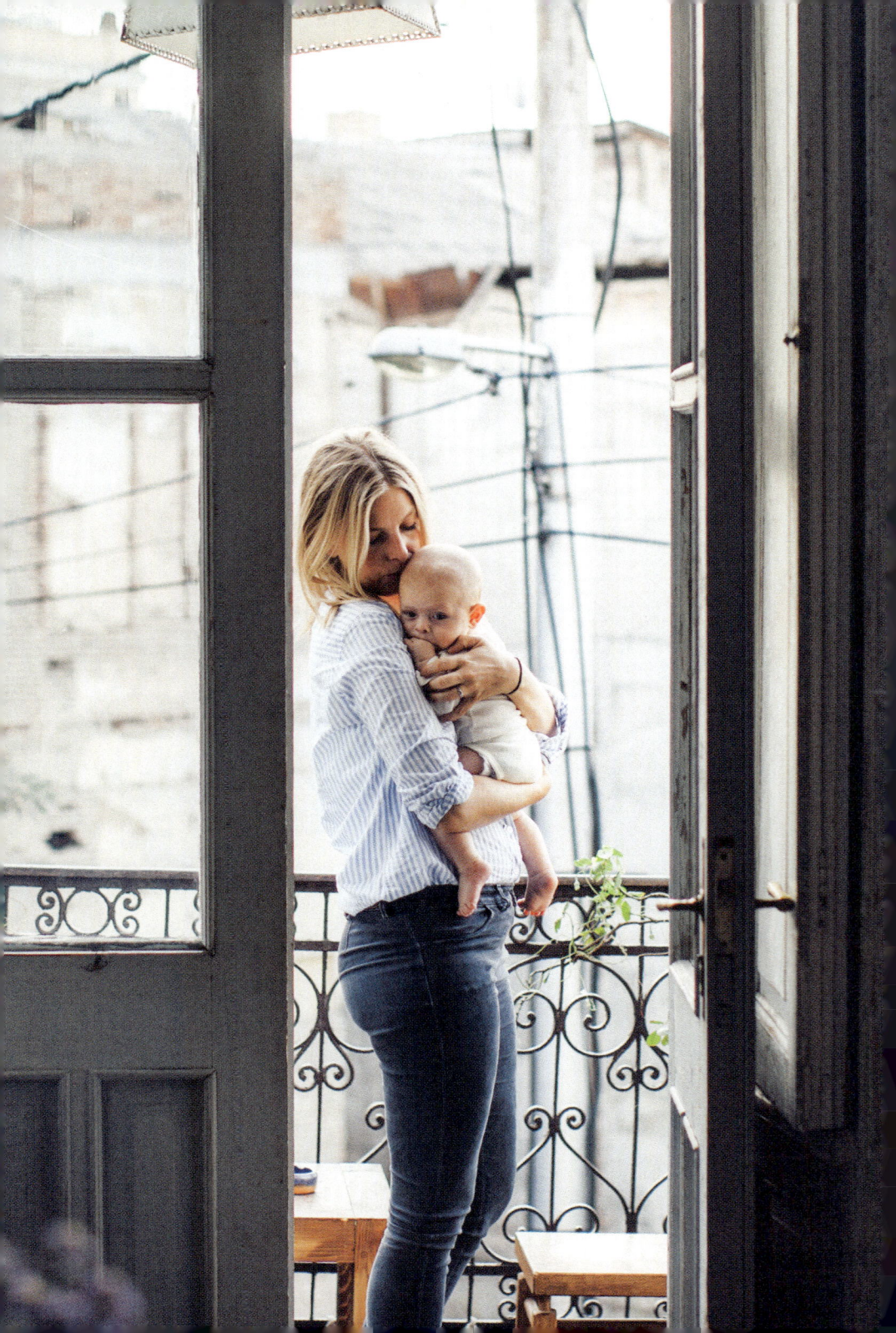

# 10

## Mutter sein

Eine Rolle
voll gegensätzlicher
Gefühle.
Alles neu: Baby,
Körper, Prioritäten.
Oder alles beim Alten?
Auch gut.

**Kurz nach der Geburt** meines Sohns habe ich – rückblickend betrachtet – eine ziemlich dumme Entscheidung getroffen. Ich habe eine Modelanfrage bekommen für die Herbstkampagne eines großen amerikanischen Modelabels. Die Fotos sollten bei mir in Berlin geschossen werden. Nun bin ich ja eigentlich kein Model und hatte auch gerade erst ein paar Wochen zuvor ein Baby bekommen. Ich erklärte der Projektleiterin, dass ich bis dahin *definitiv nicht* mein altes Gewicht erreichen würde und auch bestimmt noch keinen flachen Bauch hätte, da ich wegen meines Kaiserschnitts erst zwölf Wochen nach der Geburt überhaupt Bauchübungen machen dürfte.

*Kein Problem*, das wäre ein Teil der Geschichte.

*Cool, dann mache ich es!* Habe ich geantwortet und mir selbst versprochen, dass ich jetzt nicht in Stress geraten würde, um meine Extrakilos schnell wegzukriegen. Irgendwie fand ich es auch toll, dass diese Marke sich traute, mich als Model auszuwählen und nicht eine Mama, die gleich nach der Geburt schon wieder den perfekten Körper vorführt.

Im Nachhinein denke ich, dass es vielleicht doch keine so gute Idee war. Nie habe ich mich vor der Kamera so unwohl gefühlt wie an diesen beiden Tagen. Ich hatte mich so kurz nach der Geburt natürlich noch nicht wieder mit meinem Körper angefreundet. Ja, es hat geklappt, ich habe mir wegen meines Gewichts keinen Stress gemacht (zum Glück!). Aber es hätte auch total in die Hose gehen können, und ich hatte definitiv unnötigen Stress, der sich auf alles hätte auswirken können, vom Stillen bis zu meiner mentalen Gesundheit. Ohne meinen Freund und ohne die ersten vier erholsamen Wochen nach der Geburt hätte es total schiefgehen können.

## Ein neues Körpergefühl

Eine Sache ist klar: Egal ob du dir wünschst, schnell Gewicht zu verlieren oder nicht – die erste sensible Zeit nach der Geburt ist kein guter Zeitpunkt, um sich Gedanken über Extra-Schwangerschaftskilos zu machen. Im vierten Trimester sollte der Schwerpunkt eher darauf liegen, sich gut und gesund zu ernähren. Das ist nicht nur wichtig, falls du stillen möchtest, denn gesundes Essen kurbelt deinen Stoffwechsel an und stabilisiert deine Laune.

*Sei nett zu dir! Ein Kind auszutragen und zu gebären ist das absolut Größte, was ein Körper leisten kann.* Dein Körper hat ein Baby neun Monate lang beherbergt, und natürlich hinterlässt das Spuren. Man sagt, dass es auch mindestens neun Monate Zeit braucht, bis die Figur wieder die alte ist. Bei manchen geht es schneller, die anderen brauchen länger, und für die meisten verändert sich der Körper fürs Leben. Ich habe selbst fast eineinhalb Jahre gebraucht, um mich wieder wohl in meinem Körper zu fühlen, und werde nicht mein altes Gewicht zurückbekommen. Mein Körper ist heute auch anders, aber mittlerweile mag ich meinen Körper genau deswegen. Egal wie viel Sport ich treibe, werde ich immer einen Körper haben, der ein Baby getragen, geboren und gestillt hat. Das nicht nur „zu akzeptieren" ist mein Ziel. Mein Ziel ist es auch, *genau das* als schön zu empfinden.

**Ein Baby auszutragen wird deinen Körper verändern. Auch die Zeit wird dich verändern. Wie beim Älterwerden hinterlässt die Zeit ihre Spuren an uns. Von außen genau wie von innen. Man könnte es auch Patina nennen. Es ist genau DAS, was uns schön, besonders wertvoll und einzigartig macht.**

Es ist einfach nicht so gedacht, dass wir „wieder beim Alten" sein sollen, nachdem unser Baby geboren ist. Nicht physisch und auch nicht psychisch.

Wir haben uns doch entwickelt! Wir sind stärkere Versionen von uns selbst. Wir sind nicht „trotzdem schön", sondern wir sind schöner, weil wir verändert sind! Uns selbst und unseren Körper zu ehren für diese Veränderungen und sich nicht dafür zu schämen, weil wir anders sind. Unsere Gesellschaft ist vollkommen abhängig davon, dass Kinder geboren werden. Die Vorstellung von Teilen unserer Gesellschaft, dass wir uns so wenig wie möglich verändern sollen, ist nicht nur unrealistisch, sondern es ist ein Beleidigung für jede Frau, egal wie sie aussieht oder wie alt sie ist. Und es ist vor allem ein vollkommen unmögliches Ziel, das wir gar nicht erreichen können.

# „Hart. Wunderschön. Einsam." G.

—— „Das erste Jahr ... Es ist wundervoll, aufregend, aufreibend und 1000-mal schöner, als ich es mir je hätte vorstellen können!" M.

—— „Ich konnte es erst nach einiger Zeit mit Leichtigkeit genießen – die ersten Monate waren sehr sorgenvoll. Ich habe mich isoliert." N.

—— „Ich fand die ersten sechs Monate krass anstrengend. Mir hat keiner gesagt, wie einsam man sich fühlen kann, wenn man in einer Aufgabe alleine ist. Keiner fühlt sich ‚erfüllt', wenn er mit einem Baby einen ganzen Tag lang kommuniziert. Wenn es dir so geht, schau dass du rauskommst. Triff dich mit Menschen – Mamas oder nicht, ist egal! Es gibt viele andere Mütter, die nicht nur über Babythemen reden möchten. Bau dir ein Netzwerk von netten Müttern." E.

—— „Als mein Kind geboren wurde, empfand ich das als echtes Wunder. Wie und dass es möglich war, hat mich lange erstaunt und ich war oft von Gefühlen überwältigt. Dieses Wunder habe ich dann als Mantra genutzt, dass meine inneren Stimmen (Herz und Bauch) am besten wissen, was gut für mein Kind ist. Das hat mich sehr sicher in Entscheidungen zum Wohle meines Kindes gemacht, und auf Elternratgeber habe ich verzichtet." K.

—— „Auf eine Sache bin ich sehr stolz: Ich habe kaum Schuldgefühle in meiner Mutterrolle. Ich nehme mir gerne Zeit für mich, wenn ich sie brauche. Ich fühle mich wie eine gute Mutter, wenn ich meinen Mann mit unserem Sohn alleine lasse. Die brauchen das. Und ich fühle mich wie eine gute Partnerin, wenn ich meinen Mann dazu bringe, mit seinen Jungs Mountainbike fahren zu gehen. Und er unterstützt mich dabei, das Gleiche zu machen. Ich fühle mich einfach GUT, wenn ich alleine mit Freundinnen ein langes Wochenende in Paris genieße. Oder wegen eines Vortrags die Stadt verlasse und in meine Zukunft investiere.

Schuldgefühle sind das größte Übel. Die tun nichts Gutes für die Beziehung zu deinem Kind. Ich denke nicht, dass ich eine schlechte Mutter bin, weil ich zwei Wochen im Jahr weg von meinem Kind war. Stattdessen denke ich, dass ich eine tolle Mama bin, die gerne die anderen 350 Tage mit ihrem Sohn genossen hat. Darauf bin ich stolz!" R.

—— „Mein erstes Jahr als Mama: Euphorisierend. Anstrengend. Herausfordernd. Liebestrunken. Anders." D.

—— „Ich denke, es ist wichtig, Spaß zu haben. Elternsein soll auch Spaß machen! Am Anfang hatte ich aber sehr oft Angst. Angst etwas Falsches zu tun. Oder ein wichtiges Signal von meiner Tochter zu verpassen und ihr dadurch etwas Schlechtes zu tun. Der falschen Theorie zu glauben. Ich muss mich immer wieder daran erinnern, dass

# „Anstrengend, aber wunderbar." F.

nicht andauernd alles pädagogisch sinnvoll sein muss. Es soll vor allem uns allen Spaß machen. Gemeinsam den Sonntagmorgen im Bett zu verbringen und einfach Kuscheln zum Beispiel – das finde ich wichtig!" T.

—— „Mutter sein ist eine ständige Zerrissenheit. Alles sein zu wollen. Bei meinen Kinder. Aber auch weiter meine Arbeit zu genießen. Stellung zu nehmen zu anderen Meinungen. Gleichzeitig bin ich als Mutter viel besser darin, Schlechtes aus meinem Leben auszusortieren. Menschen, die mir nicht guttun, und Aufträge, die mir nichts bringen zum Beispiel." G.

—— „Als Frauenärztin treffe ich viele frischgebackene Mamas. Für manche ist Mamawerden ihre hauptsächliche Identität. Für manche ist es vielleicht sogar das erste Gefühl von Identität in ihrem bisherigen Leben. Aber man darf das nicht bewerten, man ist keine schlechtere Mutter, nur weil man nicht in der Mutterrolle aufgeht. Mamasein ist definitiv nicht meine Hauptidentität. Ich habe auch nie erwartet, dass sie das sein wird; meine besten Mama-Vorbilder – meine eigene Mutter und auch meine Großmutter – haben mir immer gezeigt, dass man eine großartige Mama sein kann, ohne diese Rolle zu seiner Hauptidentität zu machen." K.

—— „Mein Baby ist jetzt fünf Monate alt. Es fühlt sich an, als wäre ich dazu bestimmt gewesen, Mutter zu sein. Wie selbstverständlich –

hätte ich vorher nie gedacht. Aufregend, voller Liebe, jeder Tag ist eine Herausforderung, aber wir haben das liebste und natürlich das tollste Baby der Welt! Nun vergeht die Zeit viel zu schnell!" S.

—— „Das erste Jahr als Mama war sehr schön und anstrengend und verrückt, und ich musste lernen, wieder auf meinen Bauch zu hören. Auf einmal war ich wieder so unsicher wie ein Teenager und habe mich von allem und jedem beeinflussen lassen. Das war schwer, aber jetzt ist es wieder ganz gut. Lange verlangte ich von mir, unbedingt eine gute Mama zu sein und Dinge so zu machen, wie man sie eben von einer modernen Mama erwartet. Das nervt manchmal und interessiert mein Kind ja auch nicht. Mamas, seid nett zueinander! Das ist alles kein Wettbewerb." J.

—— „Ich habe es sehr genossen, ein Jahr lang nur mit dem Baby zu Hause zu sein. Allerdings hatte ich auch ‚Hummeln im Hintern' und war extrem viel unterwegs: Kinderwagenkino, Babyschwimmen, Babymassage, Mutter-Kind-Yoga, Rückbildungskurs, PEKiP, Lauf-Mama-Lauf, Verabredungen zum Mittag oder Kaffee. Ich hatte wohl Angst, dass mir zu Hause allein mit dem Baby die Decke auf den Kopf fällt. Jetzt beim zweiten Kind mache ich weniger, weil ich ja immer noch Kind eins habe und gegen 15 Uhr abholen muss. Aber ich genieße es umso mehr!" S.

—— „Ich fühle mich körperlich selbstsicherer und <u>stärker</u>. *Schöner. Weiblicher. Echter.*" R.

—— „Ich bin eine bessere Version meiner selbst. Ich bin mehr bei mir, weniger kompromissbereit und lasse mich nicht mehr so leicht aus der Ruhe bringen. Dinge im Job, die früher so wichtig waren, sind mir heute egal." S.

—— „Mama zu werden hat mein Leben total bereichert! Ich bin besser mit dem Setzen von Prioritäten, ich habe einfach keine Zeit mehr für unnötige Menschen und Aufgaben. Aber Mama zu werden hat mein Leben an sich trotzdem wenig verändert. Wenn man viele Veränderungen vornimmt, fühlt sich das eher wie ein neues Leben an. Wir sind in der gleichen Wohnung in der Innenstadt geblieben, ich gehe mit meinen alten Freundinnen in die gleiche Weinbar, und wir gehen immer noch in unsere Lieblingsrestaurants essen, jetzt aber zu viert und nicht zu zweit." K.

—— „Ich glaube, ich habe mich weniger verändert, als ich erwartet habe. Ich war auch schon Ende dreißig als ich Mama wurde. Ich glaube, viel hängt damit zusammen, wo man gerade im Leben steht, wenn man Kinder bekommt. Wenn man Kinder mit Ende zwanzig bekommt, dann empfindet man das als viel größere Veränderung, weil sich in dieser Lebenszeit oft sowieso vieles verändert. Berufliche Umorientierungen, Umzug oder im Privatleben ausmisten habe ich mit Mitte dreißig gemacht. Feiern gehe ich schon seit Jahren nicht mehr. Jetzt genieße ich es, Mama zu sein. Mein Körper hat sich aber auf jeden Fall verändert." S.

# Bereicherung & Erfüllung

Nicht jede Mama ist mit ihrer Lebenssituation zufrieden. Aber kaum eine Mama, mit der ich gesprochen habe, hat gesagt, dass sie sich durchs Mutterwerden in eine schlechtere Person verändert hat. Eher im Gegenteil! Viele betonen, dass es eine Bereicherung ist, Mama zu werden. Wäre es nicht schön, wenn wir es schafften, unsere körperlichen Veränderungen wie Schwangerschaftsstreifen, Narben, Falten und Bäuchlein – <u>solange sie uns nicht tatsächlich behindern</u> – als schöne Zeichen dieser positiven persönlichen Veränderung zu sehen? Eigentlich sind sie ja genau das: Narben von einer Erfahrung, die uns bereichert hat. Sei stolz auf dich selbst und auf alles, was du geschafft hast!

Keiner wird dir sagen können, was der beste Weg zur glücklichen Mama ist. Jeder Weg zur Erfüllung ist unterschiedlich. Für mich persönlich war es notwendig, mich innerhalb des ersten Jahres wieder an meinen Beruf heranzutasten. Ich habe nicht gleich angefangen voll zu arbeiten, aber ich habe schnell gemerkt, dass ich wahnsinnig werde, wenn ich nicht dazu komme, das zu tun, womit ich mich identifiziere. Es hätte nicht notwendigerweise mein Beruf sein müssen, es hätte genauso gut ein Hobby, eine Sportart oder was auch immer sein können, womit man Energie tankt. Für mich ist mein Job einfach zugleich mein Hobby, das, was mich im Leben weitertreibt und mir Spaß macht.

So geht es aber nicht jeder, und deshalb kann man auch keine allgemeinen Ratschläge geben, dass alle die Erfüllung in ihrem Beruf finden sollen und früh wieder ins Arbeitsleben müssen. Und genauso bescheuert ist es, Mamas das Gefühl zu geben, sie seien schlechtere Mütter, wenn sie nicht die volle Erfüllung finden in der Zeit mit ihren Kindern.

Ich glaube, es ist für die meisten von uns – egal ob Mutter oder Vater – wichtig, neben ihrer Rolle als Eltern einen Bereich zu haben, in dem sie einfach sie selbst sein dürfen. Ich glaube auch, dass es wichtig ist, in dieser Rolle bestätigt zu werden und Anerkennung zu bekommen. Am Ende ist es egal, ob es dein Hobby ist oder dein Job. Wichtig ist, dass du etwas hast, bei dem du ganz du selbst sein darfst und nicht „nur" Mutter bist.

Natürlich verändern sich Dinge, wenn man Kinder bekommt. Die Zeit wird knapper, und man muss neue Prioritäten setzen. Ich muss aber ehrlich sagen, dass ich das manchmal auch schön fand. Manche Sachen fallen so ganz natürlich weg, und man kann klarer sehen, was für einen wirklich wichtig ist im Leben.

# UM HILFE BITTEN,
## TEIL 2

Das Thema „Um Hilfe bitten" habe ich schon im Zusammenhang mit dem Wochenbett erwähnt, aber glaub mir, Hilfe anzunehmen – und anzubieten – hört nicht mit dem Wochenbett auf, nein, die Notwendigkeit, sich Hilfe zu holen und anzubieten *fängt jetzt erst richtig an.*

Das Tolle ist, dass wir alle im gleichen Boot sitzen. Wir haben alle unsere Bereiche, die schwierig hinzukriegen sind. Komischerweise fühlt man sich manchmal damit trotzdem total allein, auch wenn man es eigentlich nicht ist. Ich glaube an die These, dass wir ein ganzes Dorf brauchen, um ein Kind zu erziehen. Zumindest macht es so mehr Spaß, und man ist nie allein. Egal ob du allein erziehend oder in einer Beziehung bist: Ein Dorf ist ganz schön praktisch.

Helft einander! Kocht füreinander. Teilt euch Babysitter. Wechselt euch dabei ab, wer die Kinder von der Kita abholt. Organisiere ein paar Krankenschwestern (oder andere Profis) im Ruhestand, die als Babysitter einspringen können, wenn dein Kind Fieber hat, und das genau an dem Tag, an dem du einfach nicht die Möglichkeit hast, nicht in der Arbeit zu erscheinen.

# DU weißt es immer am besten

„Um sich gut zu entwickeln brauchen Kinder vor allem eins: feinfühlige Eltern, die mit sich und ihrer Umwelt im Reinen sind." [28] Alles wird leichter und bringt mehr Wohlbefinden und Spaß, wenn man das tut, an was man selbst glaubt und was zur eigenen Familie passt. Egal ob es um Schwangerschaft, Geburt oder die Wahl der Geburtsmethode oder Stillen/nicht Stillen geht – DU weißt es immer besser als alle anderen. Solange es dem Kind gesundheitlich nicht schadet, hast du das Recht auf freie Entscheidung. Und darauf davon Gebrauch machen zu dürfen, ohne sich dafür rechtfertigen zu müssen.

Genau so geht es auch mit der Elternschaft weiter: DU muss dich wohlfühlen. DU muss auf dich selbst aufpassen, genauso sehr wie du auf dein Kind aufpasst. Jemand hat mir mal gesagt: „Ein Kind kann immer nur so glücklich sein wie seine unglücklichste Bezugsperson", und daran glaube ich ganz fest.

„Mach immer DEIN DING. Eltern reden viel zu viel und bewerten andere (vielleicht aus eigener Unsicherheit?). Man kriegt so viel (unerwünschte) Ratschläge, aber jede Mama und jedes Kind ist anders, also folge immer deinem Instinkt und mach das, was du für richtig hältst!" D.

—— „Ich vertraue <u>mir</u> selbst und meinem *Instinkt*. Für die Menschen, die zu viel Zeit haben, um mir zu erklären, was für ein Art Mutter ICH sein sollte – oder nicht sein soll –, habe ich einen *Mittelfinger*." M.

—— „Man kann nicht drei Rollen gleichzeitig erfüllen: perfekte Hausfrau, liebevolle Ehefrau, tolle Mutter. Eine davon (*meistens alle*) leidet immer. Delegieren, Prioritäten setzen. Sich nicht am eigenen Perfektionismus oder dem anderer messen! Den Mann in die Pflicht nehmen (*Haushalt, Kinderbetreuung*)." S.

—— „Mach das, was sich für dich richtig anfühlt – nicht für deine Familie, für deinen Partner, deine Mama-Freundinnen. Und gib allem ZEIT, weil fast alles sich natürlich ergeben wird, wenn du es zulässt. Versuche nichts zu erzwingen. Falls du und dein Kleines glücklich sind, dann machst du genau alles richtig – egal was dein Umfeld denkt!" M.

—— „Bevor du dich besorgt über das Verhalten einer anderen Mama am Spielplatz äußerst: Frag dich selbst, ob du das tust, weil du Bestätigung für deinen eigenen Umgang mit deinem Kind brauchst oder ob du tatsächlich besorgt bist über diese Mama/ihr Kind. Wenn ein Kind schlecht behandelt wird, oder wenn deine Freundin leidet, dann braucht es jemanden, der sich äußert. Aber denk daran, dass es so viele verschiedene Wege gibt, Kinder zu erziehen, und dein Weg ist bestimmt nicht der richtige für alle. Wenn du über jemanden schlecht redest, nur weil du unsicher bist, dann versuche dich zurückzuhalten. Wir brauchen wirklich nicht noch mehr Lästerei unter Mamas." N.

– – – – – – – – – – – – – – – – – – – – – – – – – – – – – – – – – – – – – – – – – – – – – –

ERFAHRUNGEN ANDERER MAMAS  ZU THEMEN,
             DIE FÜR IRRITATION SORGEN

– – – – – – – – – – – – – – – – – – – – – – – – – – – – – – – – – – – – – – – – – – – – – –

—— „Papas ‚*babysitten*‘ nicht. Sie passen auch nicht auf eure Kinder auf. Sie sind Väter.“ J.

—— „Schwiegermütter. Bis unsere Kinder geboren wurden, hatten wir eine super Beziehung. Aber sobald meine Tochter da war, wusste meine Schwiegermutter immer alles besser. Und musste ihre Meinung immer äußern. Und ihr Sohn war natürlich das Traumkind gewesen, das alles aß und ab dem ersten Monat durchschlief. Ich fühlte mich ständig in Frage gestellt. Aber ich höre das von fast allen Mama-Freundinnen. Am besten offen ansprechen, wenn es zu weit geht.“ J.

—— „Ich lese nicht nur deutsche Mamablogs, sondern auch internationale. Das setzt alle Meinungen in eine neue Perspektive.“ C.

—— „Es gibt eine Unmenge von Ansätzen, und du solltest nicht zu schnell andere Eltern verurteilen, wenn sie ihren eigenen Weg gehen.“ M.

—— „Lass deinen Partner alles auf seine Art machen.“ M.

—— „Mama- oder Elternsein kann nicht alles ausradieren, was du vorher schon warst. Es erweitert vielmehr, was du vorher schon warst. Ich finde, wir sind oft viel zu hart mit uns selbst, einfach weil wir nur das Beste für unsere Kinder wollen. Aber sein Bestes zu geben hat nichts mit ‚perfekt sein‘ zu tun. Elternsein handelt genauso viel davon, Fehler zu machen, Gefühle zu zeigen und deinem Kind beizubringen, dass die meisten Dinge reparierbar sind. So werden sie unverwüstlicher und gewinnen die Sicherheit, mit ihren eigenen Emotionen umzugehen, sodass sie verletzte Beziehungen wiedergutmachen können.“ M.

– – – – – – – – – – – – – – – – – – – – – – – – – – – – – – – – – – – – – – – – – – – – – –

## WIDERSPRÜCHE

—— „Man kann einfach nicht alles haben: die perfekt aufgeräumte Wohnung, den perfekten Körper, Zufriedenheit im Beruf, eine gute Mama sein UND auch noch eine heiße Beziehung. Sorry. Ich und mein Mann haben uns schon beim zweiten Geburtstag unserer Tochter getrennt, was nicht schlimm ist, aber rückblickend betrachtet, haben wir einfach falsche Prioritäten gesetzt. Sobald unsere Tochter in die Kita ging und ich anfing zu arbeiten (mit 12 Monaten), hat derjenige von uns, der sich nicht um unsere Tochter gekümmert hat, seine Freizeit damit verbracht, entweder die Wohnung zu putzen oder Sport zu machen. Wir haben uns kaum gesehen. Ich denke jetzt, wir hätten lieber gemeinsam mit unserer Tochter abhängen sollen — der Zustand der Wohnung ist doch echt Wurst!" A.

—— „Es ist schon komisch. Wenn er nicht schlafen will, bin ich rastlos und wünsche mir, dass er bald ein besserer Schläfer wird, sodass ich in Ruhe etwas Zeit mit meinem Mann verbringen kann. Und dann, wenn er eingeschlafen ist, sitzen wir auf dem Sofa und gucken Bilder und Filme von unserem Sohn an." M.

## RATSCHLÄGE

—— „Ehrlicherweise habe ich viel gelesen und mit vielen Müttern gesprochen und war trotzdem nur mittelgut vorbereitet. Manche Dinge muss man selbst erleben, manche Fehler selber machen." M.

—— „Man kriegt so viele Ratschläge. Wir erhielten immer wieder Meinungen dazu, wie unser Kind schlafen sollte, und ich wünschte, dass ich nicht so vielen dieser Ratschläge gefolgt wäre. Unser Baby brauchte von Anfang an viel Nähe und eigentlich war mir klar, dass es dann auch nicht alleine schlafen würde. Uns wurde trotzdem ständig gesagt, dass, wenn wir ihr das Alleine-Schlafen beibringen, sie auch durchschlafen würde. Quatsch. Das hat nur zu schlaflosen Nächten und vielen Tränen geführt." M.

—— „Es kann wahnsinnig schwer sein, mit Urteilen und Ratschlägen umzugehen, wenn man gerade Mama geworden ist. Man hat ja gerade erst angefangen und versucht sich in die Mutterschaft einzufinden und gleichzeitig selbst von der Geburt zu heilen. Gib nicht auf und werde nicht weich! Mach nur Sachen, an die du selbst glaubst. Mutterinstinkt ist etwas Wahres, und sobald dein Baby geboren ist, hast du ihn." M.

—— „Ignoriere alles, was nicht zu dir passt. Und behalte im Kopf, dass sich Informationen und Ratschläge zum Thema Babys ständig ändern. Wie unsere Eltern mit uns umgegangen sind, unterscheidet sich von dem, wie wir heute erziehen. Und deren Eltern waren noch mal anders. Trotzdem, meistens werden Babys überleben und sich auch noch zu vollkommen fähigen Erwachsenen entwickeln. Unsere Stärken und Schwächen haben wahrscheinlich überhaupt nichts damit zu tun, wie wir geboren wurden, wo wir geschlafen haben, was wir gegessen haben usw. Damit will ich nur sagen, dass egal

# „Ein gesundes Maß von Leichtsinnigkeit *bewirkt Wunder* für deine mentale Gesundheit." M.

ist, was neue Forschung zeigt oder Erziehungsbücher schreiben: Es gibt kaum ein Richtig oder Falsch. Wähle einfach das, was für eure Familie funktioniert, probiere etwas aus, um es nachher zu verwerfen, und vor allem versuche dir nicht zu viele Sorgen zu machen. Kinder sind tatsächlich ‚elastisch', und es ist das gesamte Erlebnis und alle Erfahrungen von Kindheit und Erziehung, die eine Rolle spielen und nicht nur ein kurzer Moment." M.

## TABUS

—— „Für mich war das größte Tabuthema am Mamawerden, wie einsam ich eigentlich war. Sobald mein Freund zurück zur Arbeit ging, war ich alleine mit meinem Baby. Die einzigen Menschen, die ich getroffen habe, waren andere neue Mütter. Abends, wenn mein Freund von der Arbeit zurückkam, haben wir unser Baby ins Bett gebracht, und ich war selbst todmüde. Ich hatte nichts dagegen, andere Mamas zu treffen, aber alle Gesprächsthemen drehten sich einfach immer um Kinder. Es gab keinen Platz für das alte ICH, und ich fing an zu vergessen, wer ich

eigentlich bin, und fing irgendwann an, deprimiert zu werden. Ich kämpfe immer noch darum, MICH wiederzufinden, aber es ist schwer, weil ich alles um mich beiseitegestellt habe, physisch so wie psychisch. Ich kann mir vorstellen, dass es für Frauen, die weniger selbstaufopfernd sind, ein Tabu werden kann, sich selbst wichtig zu nehmen. Ich wünschte mir, dass ich mehr Acht auf MICH gegeben hätte und meine ‚alten' Bedürfnisse, Wünsche und Interessen weiter behalten hätte." E.

—— „Es dauert manchmal eine Weile, bis man sich in sein Baby verliebt. Wie jede andere Beziehung zu Menschen in deinem Leben braucht auch dieser Prozess vielleicht Zeit — lass dich davon nicht stressen. Es ist vollkommen normal, und du musst dich deswegen nicht schlecht fühlen. Manchmal schaut man sein Baby an und denkt, das ist aber hässlich oder anstrengend, oder dass man selbst alles falsch macht. Und auch wenn das nicht stimmt, ist es ganz normal, weil es aufreibend sein kann und Elternwerden eine Achterbahnfahrt bedeutet." M.

# LESELISTE

## DO PARENTS MATTER?
### Robert A. LeVine, Sarah LeVine
AUF ENGLISCH
(Public Affairs)

Ein sehr befreiendes Buch zur Elternschaft mit der These, dass wir Eltern uns nicht zu ernst nehmen sollen. Elternsein ist viel mehr Kunst als Wissenschaft. Dieses Buch vergleicht Erziehungstipps und Wege aus der ganzen Welt und zeigt uns immer wieder, dass es kaum Richtig oder Falsch gibt.

## VON GUTEN ELTERN ... & GLÜCKLICHEN PAAREN
### Anja Constance Gaca Christian Gaca
(Kösel Verlag)

Ein praktisches Buch über die Paarbeziehung sowie die Veränderungen und Herausforderungen, wenn Kinder dazukommen. Die Autoren machen deutlich, wie wichtig es ist, miteinander zu reden.

## WARUM FRANZÖSISCHE KINDER KEINE NERVENSÄGEN SIND
### Pamela Druckerman
(Goldmann Verlag)

Wenn ich ein Buch zur Mutterschaft im Urlaub lesen würde, dann wäre es dieses. Pamela vergleicht auf ihre lustige, selbstironische Art, wie ihr amerikanischer Erziehungsstil im totalen Kontrast zum Stil ihrer Pariser Freundinnen steht. Tipps & Weisheiten zu Routine, Essen und Schlafen.

## MUTTER GEFÜHLE
### *Gesamtausgabe*
### Rike Drust
(C. Bertelsmann)

Wenn du dich auf das Muttersein vorbereiten möchtest und ein ehrliches und positives Buch suchst, dann ist Rikes Buch eine gute Wahl. Ich habe sehr gemocht, wie dieses Buch den Muttermythos in Frage stellt und zum Nicht-Perfektsein motiviert.

# Nachwort

Die Idee zu diesem Buch entstand, während ich für mein erstes Buch *The Bread Exchange* in Amerika auf Buchtour war und feststellte, dass ich schwanger war. Überwältigende Glücksgefühle kombiniert mit der großen Angst, mich selbst zu verlieren, beschreiben am besten meine damalige Gefühlslage.

Ich bin in Schweden groß geworden, lebe seit siebzehn Jahren in Berlin, habe aber mein Arbeitsleben überwiegend im Ausland verbracht. Also habe ich kreuz und quer Schwangerschaftsratgeber auf Deutsch, Schwedisch und Englisch gegoogelt. Konfrontiert mit den unterschiedlichen nationalen Empfehlungen für Schwangere, habe ich mich schnell verunsichern lassen.

Ich bin noch nie in meinem Leben einem Thema begegnet, das so viele Gefühle aufwühlt wie der wachsende Bauch und das Muttersein – im Guten wie im Schlechten. Noch nie habe ich mich so angreifbar und verletzlich gefühlt wie in meiner Schwangerschaft. Zurück zu Hause in Berlin stellte ich fest, dass es anscheinend auf einmal freie Bahn gab, Meinungen und Ratschläge an Schwangere zu äußern. Auf einmal war es okay, meinen Körper, meine Gewohnheiten und auch meine Zukunft zu kommentieren.

Zum ersten Mal im Leben empfand ich es als große Herausforderung, stark zu bleiben. Ich habe mir schnell einen Schutzschild zugelegt und rausgefiltert, was ich hören wollte. Ich bin zu mir selbst zurückgekehrt und habe mir und meinem Körper zugehört. Ich habe meine Schwangerschaft in keinem Zeitungsinterview erwähnt. Ich habe mich entschieden, nicht über meine Schwangerschaft in sozialen Medien zu schreiben. Aber ich habe auch beschlossen, dass ich ein *stärkendes* Schwangerschaftsbuch schreiben wollte. Eines, das sich um die Mama dreht und nicht um das Baby.

Ich fing an, schwangere Frauen und Mütter zu interviewen, um Erfahrungsberichte zu sammeln. Frauen, die mich beeindrucken. Frauen, die alle unterschiedliche Mütter sind und unterschiedliche Mutterrollen leben, aber die alle eine Sache gemeinsam haben: Sie versuchen andere Mütter nicht zu verurteilen. Denn wir brauchen heutzutage keine selbsternannten Experten und keine Zeigefinger mehr. Ich glaube, wir brauchen – neben Hebamme und Frauenarzt – mehr Leute, die sagen: „Keine Sorge! Schwangerschaft ist keine Krankheit, sondern nur ein Zustand mit ganz normalen Nebenwirkungen. Hör deinem eigenen Körper zu und mach das, was du für richtig hältst und womit du dich am besten fühlst."

Als ich schwanger war, ging eine Diskussion durch die deutschen Medien über eine israelische Studie zum Thema „Mutterschaft bereuen" (#Regretting Motherhood). Es ging um Frauen, die, obwohl sie ihre Kinder lieben, nicht glücklich sind als Mutter und warum sie es nicht sind. In Deutschland folgte dieser Studie eine mehrmonatige Diskussion in allen Medien. Mich hat diese Diskussion sehr berührt. Warum provozierte dieses Thema so viele Menschen?

Ich habe Angst bekommen. Angst, dass ich selbst da landen könnte. Für mich persönlich war eine große Sorge beim Mutterwerden, in meiner neuen Familienkonstellation in der Rolle der aufopfernden Dienstleisterin zu landen. Dass mein Freund doch gerne eine traditionellere Rollenverteilung hätte. Dass er doch nicht mit unserem Sohn zusammen sein wollte, wenn er vor der Aufgabe stünde. Dass wir keine flexible Kinderbetreuung finden würden und dass ich nicht zurückgehen könnte zur Vollzeitarbeit. Dass ich zur Projektleiterin meiner eigenen Familie werden würde.

Ich hatte viel zu verlieren, dachte ich. Ich war mit meinem damaligen Leben zufrieden. Ich wusste, ich müsste nicht Mama werden, um glücklich zu sein.

Je mehr ich über „Regretting Motherhood" las, desto trauriger fand ich die Diskussion. Wie wenig Verständnis den Frauen entgegengebracht wurde, die einfach in einer Lebensrolle waren, die sie nicht erfüllt. Es kann doch nicht sein, dass wir immer noch erwarten, dass Muttersein nur happy und erfüllt sein bedeutet und Nicht-Mutter-Sein mit verbissen oder karrieregeil gleichgestellt wird.

Schwanger und sehr emotional rief ich Mama-Freundinnen in Frankreich, Schweden und den USA an, um rauszufinden, ob sie von dieser Diskussion in ihren Medien etwas mitgekriegt hatten. Keine wusste etwas. Irgendwann tauchte ein Artikel aus Schweden auf, der thematisierte, warum #RegrettingMotherhood vor allem in Deutschland auf große Resonanz und Aufregung stieß, aber nicht mit der gleichen Intensität in anderen Ländern. Dass in Deutschland die traditionelle Mutterrolle einen Status, dass Muttersein eine „Rolle voller Liebe und Hingabe" bedeutete, waren erwähnte Gründe.

Hoffentlich ist uns heute klar, dass wir keine Mutter sein müssen, um glücklich zu werden. Es kann *ein Weg* zum Glück sein – und ist es auch für viele Eltern –, aber es ist *nicht der einzige Weg* – glücklicherweise! Muttersein kann auch eine sekundäre Rolle sein, und man kann sich dagegen entscheiden. Trotzdem wird heute nach wie vor das Bild einer glücklichen, sogar fast „aufopfernden" Mutter hochgehalten.

Jetzt bin ich selbst Mama und habe mich in meine Rolle gefunden. Und ich habe immer noch die größte Sympathie und viel Verständnis für Frauen, die sich verraten fühlen von einem Mythos der absoluten biologischen Erfüllung durch das Muttersein, der für alle – oder die meisten

Frauen – gelten soll. Wir sagen unseren Töchtern, dass sie alles werden können. Aber eine traditionelle Mutterrolle lässt sich schwer vereinbaren mit dieser Freiheit „alles werden zu können". Ist es wirklich realistisch, Mädchen Flügel zu geben und diese dann abzuknipsen, wenn sie ins gebärfähige Alter gekommen sind, und dann auch noch zu erwarten, dass absolut alle damit glücklich sind? Ist es dann nicht fairer, ein freieres Bild vom Elternsein zu vermitteln, das es auch bei unterschiedlichen Wünschen möglich macht, zufrieden zu werden?

Bis jetzt ist das, was mir am allerschwierigsten erscheint am Muttersein, diese Balance zu finden zwischen dem, was für mich, und dem, was für uns alle drei in der Familie gut ist. Ich liebe meine Familie. Wir sind ein Superteam zusammen. Ich genieße die Zeit zu dritt, zu zweit und auch allein. Nicht viel hat sich da verändert bei mir. Viel scheint auf den ersten Blick widersprüchlich. Aber ist es wirklich so widersprüchlich, wie es scheint? Meine Mama meinte mal zu mir: *„Dir muss nicht alles gefallen."* Und es tut mir gut, mich daran zu erinnern, dass ich deswegen auch kein schlechtes Gewissen haben muss.

Ich habe viel aus der #RegrettingMotherhood-Diskussion für mich selbst mitgenommen. Ich glaube, dass Mutter sein – genau wie Vater sein – ein subjektives Erlebnis ist. Man gibt nicht seine Persönlichkeit ab, nur weil man ein Kind bekommt. Man muss es einfach so machen, wie man es für richtig hält. Egal ob das bedeutet, dass du nah oder weit weg von einer traditionellen Rollenverteilung sein möchtest. Und wir müssen andere Familien und ihre Lebensstile akzeptieren und unterstützen. Nur so wird die Rolle als Mutter und Vater für die Zukunft zufriedenstellend sein. Leben und leben lassen.

Ich kann nicht eine andere Mama sein als die, die ich bin! Es ist alles ganz logisch: Wenn man verunsichert wird – oder versucht etwas zu sein, das man nicht ist –, dann bringt es weniger Spaß. Energie, die man für sich und seine Familie gehabt hätte, wird verschwendet. Genau wie in einem neuen Job, werden die meisten von uns beim Elternwerden erst einmal unsicher sein in dieser neuen Rolle. Wir brauchen nicht noch mehr Stress. Inspiriert von Madeleine Albright sagt man in Schweden: „Für Mütter, die andere Mütter nicht unterstützen, wird ein besonderer Platz in der Hölle freigehalten". Man muss sich ja nicht so hart ausdrücken, wie die Schweden es tun, aber immerhin die Message finde ich großartig: Sei nett zu anderen Eltern! Wir sitzen doch alle im gleichen Boot.

Die Zeit der Schwangerschaft kann ziemlich praktisch sein als Vorbereitung auf die Elternrolle. Diese neun Monate hat sich die Natur schon sehr schlau ausgedacht. Für mich ging es sehr viel um diese ewige Lehre, sich selbst zuzuhören und stark genug zu sein, um an mich selbst zu glauben und dem zu folgen. Man muss wirklich nicht Eltern werden, um das zu lernen, aber es ist sehr hilfreich, es zu können, wenn man Eltern wird. Als Eltern bekommt man noch mehr Ratschläge, und dann, genau wie in der Schwangerschaft, ist es schön, wenn man bei sich bleiben kann. Nicht blind drauf hören, was es „heißt", was man machen soll, sondern darauf achten, was dein Körper dir sagt. Und später diesem Gefühl weiter folgen als Eltern. Aber ganz lernt man es wahrscheinlich nie.

Ich fand es auch großartig, dass ich etwas Zeit hatte mich mit der Idee von diesem unbekannten Wesen anzufreunden. Ich kann nicht sagen, dass wir uns sehr „nahekamen" in der Schwangerschaft. Mir war nicht wirklich wohl dabei, mit meinem Bauch zu reden, wie ich es vorher von manchen gehört hatte. Für mich wurde erst alles real, als Lo da war. Und auch dann brauchte ich etwas Zeit. Ich kann mir vorstellen, dass es manchen Vätern, die nicht mal das Baby tragen dürfen, so geht. Und auch das ist okay!

Als es um Nesting ging, habe ich nicht Babydecken gestrickt, sondern eher aussortiert. Ich habe viel ausgemistet – nicht nur in meiner Wohnung, sondern auch in meinem Umfeld. Auch das ist sicher nichts Exklusives fürs Elternwerden – Zeit wird generell mit dem Alter knapper, und irgendwann hat man einfach nur Zeit für Menschen – privat wie beruflich –, die einem guttun und guttun wollen. Aber mit dem ersten Kind kommt oft diese Veränderung schlagartig. Es hat manchmal wehgetan, aber es hat auch gutgetan.

Man kriegt auch die Möglichkeit, sich im Umgang mit Sorgen zu üben. Oder, ich habe zumindest versucht es so zu sehen, wenn ich Sorgen hatte! Erfolgreich war ich damit nicht wirklich, und ich werde sicherlich genauso schlecht damit umgehen, wenn Lo alt genug für seinen Führerschein ist. Aber so ist es halt. Perfekt sein ist nicht der Weg zum Glück.

# Danke

## DIE ERFAHRENEN
### Mütter, Väter und andere Spezialisten

Dieses Buch konnte ich nur dank all der Mamas und Papas schreiben, die mir ehrlich und direkt ihre Geschichten erzählt haben:

Ines Vogel
Hebamme und Mama von 2
Dr. Megan Mitchell
Ernährungsberaterin und Mama von 2
Jule Pumpe
Hebamme und Mama von 3
Dr. Emma Råsmark Röpke
schwedische Frauenärztin und Mama von 2
Dr. Moa Linner
schwedische Frauenärztin und Mama von 2
Augustin Erba
Schriftsteller und Papa von 2
Dr. Lee Tseng Chun
Arzt am Hua Chiew – TCM Hospital, Bangkok
Cynthia Barcomi
Unternehmerin & Kochbuchautorin, Mama von 4
Luisa Weiss
Autorin und Mama von 2
Kajsa Köhler
finnische Frauenärztin und Mama von 1
Marlene Sørensen
Modejournalistin und Mama von 1
Christina Hinderlich
Hebamme und Mama von 3
Monika Siller
Physiotherapeutin und Mama von 3
Dr. Rosa Mazhari
Frauenärztin und Mama von 2
Dr. Lars Hellmeyer
Chefarzt für Geburtsmedizin, Berlin
Stefanie Doll
Heilpraktikerin und Mama von 1
Dr. Christina Kraus
Apothekerin und Gründer des Bio-Beautyshops Greenglam.de
Sarah Ventura
Mama von 1
Stephanie Johne
Mama von 1
Susann Sitte
Mama von 1
Per Mühring
Food Blogger und Papa von 1
Michael Drogand-Strud
Papa von 4

Danke auch an alle tollen Mamas aus „LADIES WITH BABIES" und die Eltern aus anderen großartigen Eltern-Foren sowie die Netzwerke, die mir Support gegeben, meinen Fragebogen beantwortet und dadurch dieses Buch möglich gemacht haben.

Ein besonderer Dank an Alexander Matt, Inger Elmlid Nolfelt, Daniela Müller-Brunke, Hanna Skoog, Okka Rohd, Adeline Thomas, Philipp Hartmann, Fee Kyriakopolous, Saskia Ries, Jonna Vormala, Hanna Tohtua, Cecilia Paul, Natalie Smith, Billi Offergeld, Anders Røpke, Jens Pieper, Max Wittrock, Caroline Frenzel, Christian Rieker, Janne Jessen Krut, Jörg Beckmann, Lina Andersson, Johanna Paues Darlington, Susanna Stursberg, Christina Focken, Maggie Fricke, Anna A, Andrea Pokorny, Carmen Mellal, Anna Wollter, Gabriella Lundgren, Kathrin Kuna, Mosch Khanedani, Eli Perzlmaier, Anna Küfner, Gisela Williams.

Ein extra großes Dankeschön an Nicola von Velsen für das positive und motivierende Lektorat und dafür, dass du so an meine Buchidee geglaubt hast! Auch ein großes Danke an meinen Verlag Mosaik, meine großartige Lektorin Karin Weber und an Monika König, die dieses Buch möglich gemacht hat! Zuletzt ein Hands-up für die Grafikdesignerin Magdalena Czarnecki, mit der ich sehr genossen habe zu arbeiten!

# Hilfreiche Adressen

Fehlgeburt/Trauerbegleitung
Pro Familia: www.profamilia.de

Ernährung
Robert Koch Institut: www.rki.de

Deutsche Gesellschaft für Ernährung: www.dge.de

Ernährungsberaterin Dr. Megan Mitchell: www.meganmitchell.net

Vaterschaft
Forschung zum Thema Vaterschaft: www.fatherhood.global

Geburt
Familienplanung & alles rund um die Geburt: www.familienplanung.de

Kaiserschnitt Netzwerk: www.kaiserschnitt-netzwerk.de

Stimmungskrisen nach der Geburt
www.schatten-und-licht.de

# Quellen

1    www.theglow.com

2    Bundesministerium für Ernährung und
Landwirtschaft: „Essen & Trinken in
der Schwangerschaft"
https://www.gesund-ins-leben.de/fuer-familien/
schwangerschaft/ernaehrung-fuer-schwangere/

3    Mensink et al.: „Obst- und
Gemüsekonsum in Deutschland",
*Bundesgesundheitsblatt
– Gesundheitsforschung –
Gesundheitsschutz, 56 (5–6), Mai 2013*

4    Diemert et al.: „Maternal nutrition,
inadequate gestational weight
gain and birth weight: results from
a prospective birth cohort",
*BMC Pregnancy Childbirth*, 16 (224),
15. August 2016

5    Bacon et al.: „Size acceptance and
intuitive eating improve health
for obese, female chronic dieters",
*Journal of The American Dietetic
Association*, 105(6), Juni 2005

6    von Cramm: *Richtig essen in
Schwangerschaft und Stillzeit*, GU 2011

7    Hahne: „Bei 75 Prozent der Frauen wird
die Rente später unter 400 Euro liegen"
– Interview mit Natascha Wegelin,
*Edition F*
https://editionf.com/Natascha-Wegelin-Madame-
Moneypenry-Interview

8    Knaup: „Warum Frauen in Deutschland
so wenig verdienen", *Spiegel Online*
http://www.spiegel.de/karriere/oecd-studie-
frauen-in-deutschland-arbeiten-weniger-als-in-
anderen-laendern-a-1135137.html

9    Pairfam – Familienpanel der
Deutschen Forschungsgemeinschaft
Schneider: „Achtung, Baby! Wie Kinder
die Beziehung ihrer Eltern auf die
Probe stellen", *Stern*
http://www.stern.de/familie/kinder/wie-kinder-
die-beziehung-ihrer-eltern-auf-die-probe-stellen-
7322192.html

10    Bundesministerium für Familie,
Senioren, Frauen und Jugend:
„Väterreport 2016 – Vater sein in
Deutschland heute"
https://www.bmfsfj.de/blob/112720/
2d7af062c2bc70c8166f5bca1b2a331e/
vaeterreport-2016-data.pdf

11    „Mehr Väter entscheiden sich für
Elterngeld", *Spiegel*
http://www.spiegel.de/karriere/elternzeit-
immer-mehr-vaeter-in-deutschland-beziehen-
elterngeld-a-1154623.html

12    Lottritz: „Elterngeld ist kein staatlich
gesponsertes Urlaubsgeld",
*Süddeutsche Zeitung*
http://www.sueddeutsche.de/leben/kinderer-
ziehung-elterngeld-ist-kein-staatlich-gesponsertes-
urlaubsgeld-1.3409153

13    Runfola et al.: „Body dissatisfaction
in women across the lifespan: results
of the UNC-SELF and Gender and
Body Image (GABI) studies, *European
Eating Disorders Review*, 21(1),
Januar 2013

14    Hodgkinson et al.: „Women's
experiences of their pregnancy and
postpartum body image: a systematic
review and meta-synthesis",
*BMC Pregnancy Childbirth*, 14 (330),
23. September 2014

15    Friedrichs: „Denkanstöße.
Jungen und Drogenkonsum"
http://www.lwl.org/lja-download/pdf/
Friedrich_Jungen_und_Drogenkonsum.pdf
Zurhold: „Jugendlicher Drogenkonsum
in der Genderperspektive"
http://www.dvjj.de/sites/default/files/
medien/imce/documente/veranstaltungen/
dokumentationen/7.pdf

16    Deming: „The Growing Importance
of Social Skills in the Labor Market"
*NBER Working Paper No. 21473*,
August 2015

17    Miller: „Why What You Learned in
Preschool Is Crucial at Work", *The Upshot*
https://www.nytimes.com/2015/10/18/upshot/
how-the-modern-workplace-has-become-more-
like-preschool.html

18  ebd.

19  Auszug aus Augustin Erbas Buch
    *Uppdrag: Pappa* („Auftrag: Papa"),
    Bonnierförlagen 2004

20  Bundesministerium für Familie,
    Senioren, Frauen und Jugend:
    „Väterreport 2016 – Vater sein in
    Deutschland heute"

21  Hörnlein/Schmitt/Scholter: „Die
    Zweimonatsväter", *Zeit*
    http://www.zeit.de/2014/23/
    zweimonatsvaeter-elternzeit
    Novotny: „Die Schuld der Mütter", *Zeit*
    http://www.zeit.de/2017/34/elternzeit-vater-
    mutter-vereinbarkeit

22  Bundesministerium für Familie,
    Senioren, Frauen und Jugend:
    „Väterreport 2016 – Vater sein in
    Deutschland heute"

23  Haas/Hwang: „Is fatherhood
    becoming more visible at work?
    Trends in corporate support for
    fathers taking parental leave in
    Sweden", *Fathering*, 7(3), 2009

24  Rohd: *Völlig fertig und irre glücklich*,
    Rowohlt 2014

25  Imlau: „Stillen ist Liebe,
    Fläschchengeben auch", *Zeit Online*
    http://www.zeit.de/wissen/2017-05/stillen-
    geburt-baby-flaschenmilch-muttermilch-stillzeit-
    hebamme-schwangerschaft

26  *TIME Magazine*, 30. Oktober 2017
    Fentiman: *Blaming Mothers*, NYU
    Press 2017

27  Kersting et al.: „Assessment of breast-
    feeding promotion in hospitals and
    follow-up survey of mother-infant pairs
    in Germany: the SuSe Study", *Public
    Health Nutrition*, 5(4), August 2002

28  Imlau: „Stillen ist Liebe,
    Fläschchengeben auch", *Zeit Online*

# Register

175